CÓMO ELIMINAR
EL DOLOR DE ESPALDA

CÓMO ELIMINAR EL DOLOR DE ESPALDA

Dolores Vicencio
Medicina de Rehabilitación

http://pilerite.com

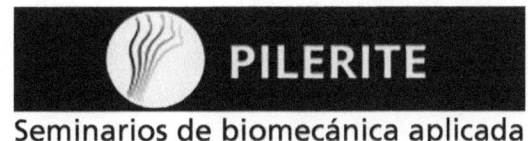

Seminarios de biomecánica aplicada

*"Una columna vertebral erguida
favorece los estados elevados de consciencia"*

Budismo Zen

Cómo eliminar el dolor de espalda
María de los Dolores Vicencio Acevedo

Writing: 2016
© María de los Dolores Vicencio Acevedo
Morelia, Michoacán, México

Diseño y formación: Carlos Villaseñor Zamorano / TPGmorelia
Ilustraciones: Carlos Villaseñor, Daniella Saucedo

Imagen de la portada: Derecho de autor:
<a href='http://es.123rf.com/profile_bowie15'>bowie15 / 123RF Foto de archivo</a>

ISBN 978 1535501828

Si te ha gustado el contenido de este libro, comparte el enlace de adquisición:
http://dolordespalda.com

ÍNDICE

ADVERTENCIA

Te recordamos que este es un documento puramente informativo, (los medios impresos y virtuales tienen sus limitaciones al tratar problemas de salud), que da luz sobre la forma de prevenir y eliminar el dolor de espalda simple relacionado con los hábitos posturales.

No hablaremos de las llamadas "banderas rojas" que advierten de causas más graves de dolor de espalda como aneurismas, hernias de disco, tumores, canal medular estrecho, problemas renales o gastrointestinales severos etc. Estas posibilidades existen, por lo que insistimos que las recomendaciones que verás y leerás aquí de ninguna manera sustituyen ni el diagnóstico, ni la revisión, ni el consejo, ni el tratamiento prescrito por tu médico.

Si deseas una asesoría personalizada por skype o una consulta médica en el consultorio en Morelia, Michoacán, México, contáctanos:

http://pilerite.com/contacto

Si eres profesional en el área de salud te invitamos a leer la información adicional que se encuentra al final del texto y enviarnos tus comentarios. Gracias de antemano.

AGRADECIMIENTOS

Al Dr. Octavio Viveros Chávez, Dr. Carlos Jimenez Arrieta, Cecilia Vicencio, Pablo Leal, Raúl Maya González, Lorena Rincón Anaya, Lourdes Vicencio Acevedo, Lorena Maya Rincón por su paciencia al leer el libro y sus atinadas sugerencias para mejorarlo.

El intercambio de bienes, servicios y saberes es una costumbre común en sociedades primitivas. En nuestras sociedades moldeadas por un capitalismo, a veces inhumano, esta agradable costumbre se encuentra confinada en el olvido o solo vigente en algunas comunidades indígenas.

Tuve la agradable experiencia, de trabajar con Carlos Villaseñor Zamorano para la edición de este libro. Carlos es un excelente diseñador gráfico quien propuso rescatar esta costumbre intercambiando saberes intangibles: Él sufre de dolor de espalda; yo hago diagnósticos, enseño métodos de prevención y trato el dolor. Yo no sé ni conozco nada de edición, ni de diseño. Pero él diseña, arma, edita e ilustra libros. Los dos salimos ganando ya que ambos resolvimos nuestro problema sin poner dinero de por medio. Agradezco la experiencia e invito a los lectores a explorar la posibilidad del intercambio de saberes dentro de sus propios ámbitos de vida y trabajo; definitivamente fue gratificante e inolvidable haber trabajado de esta manera.

Especial agradecimiento debo a Juan Alberto Rojas Zamorano por su inesperada generosidad y confianza en el buen término de este proyecto.

¿Te duele la espalda?

No eres la única persona. Todos hemos tenido dolor de espalda en algún momento de la vida. De hecho, el dolor de espalda es considerado ya un problema de salud pública por la Organización Mundial de la Salud debido a que ha aumentado de forma considerable en los últimos años. Esto ha llevado a la sobrecarga de los sistemas sanitarios y a afectar la economía de varias naciones.

Existen un sin número de textos que tratan el tema del dolor de espalda; sin embargo las malas posturas asociadas a los dispositivos electrónicos que invaden nuestras vidas , tales como los teléfonos celulares, tablets y laptops nos obliga a tocar y analizar los nuevos problemas musculo esqueléticos que se presentan relacionados con el uso de estas tecnologías.

La conexión adictiva al internet nos lleva a adoptar posturas viciosas que no se conocían en el pasado.

Y si a esto le añadimos la poca actividad física que realizamos, la forma y estructura de nuestro cuerpo tiende a cambiar como nunca antes en la historia de la humanidad.

La antropología física estudia las variaciones corporales como la estatura dada por los cambios en la alimentación y la higiene a través del tiempo y en diferentes lugares. Es interesante saber que, debido a las diferentes actividades físicas que el ser humano realiza, también han cambiado en el proceso evolutivo, sus características musculares y óseas.

INTRODUCCIÓN

Así, las peculiaridades músculo esqueléticas de los arqueros mongoles del siglo III difieren del cuerpo de los campesinos europeos del siglo XV. Ambos son diferentes a los cuerpos vikingos de los siglos X y XI que llegaban a alcanzar más de dos metros de alto y quienes podían manejar espadas de 1.70 de largo. Si a éstos los comparamos con los cuerpos de los romanos que asistían a los espectáculos del Coliseo del siglo I y que medían en promedio 1.57m, los romanos estarían en clara desventaja.

¿Qué podríamos decir de las características corporales de los hombres y mujeres de nuestra época?

En la mayoría de los países occidentales ya no tenemos que caminar largas distancias para conseguir agua, tampoco tenemos que salir durante días a cazar animales para el sustento ni tenemos que tejer el algodón para hacer telas y elaborar nuestra vestimenta. Las actividades agrícolas se reservan para un reducido número de personas quienes envían sus productos a los centros comerciales. El único esfuerzo que tenemos que hacer es llegar al establecimiento y alcanzarlos de la estantería.

En los países orientales y del hemisferio sur, la situación es algo diferente pues el trabajo manual se considera, además de algo esencial para la supervivencia, un valor importante para la realización como ser humano; En el occidente el estilo de vida cada vez más cómodo va modificando la estructura corporal, ya que el trabajo manual ha perdido su valor intrínseco.

Un poco más adelante describiremos las adaptaciones musculares que vamos adquiriendo mientras estamos sentados la mayor parte del día.

Como resultado de nuestro estilo de vida, la década de los 40s nos toma por sorpresa y nos percatamos que aparecen enfermedades que no esperábamos y que comienzan a cobrar factura por la forma en que hemos tratado a nuestro cuerpo los años anteriores. El "nunca antes me había pasado" se toma a broma entre los amigos con los que nos quejamos de nuestros inesperados achaques.

¿Qué proponemos en este libro?

Sócrates decía que habría que conocerse a si mismo. antes de pretender buscar soluciones en el exterior.

En realidad no somos conscientes de nuestro cuerpo. Asumimos que está allí para obedecernos y realizar todas las actividades que nos proponemos. Lo limpiamos, alimentamos, vestimos y maquillamos pensando que es suficiente.

Pero ¿Qué pasa cuando este sirviente fiel se rebela?

Entonces aparece el dolor. El dolor siempre avisa la presencia de estrés biomecánico, fisiológico o psicológico.

Se podría argumentar que la postura ideal es solo un concepto. Hay quien dice que existen tantas "posturas normales" como seres humanos en la tierra. Pero lo que no se pude pasar por alto son las realidades básicas que evitan el estrés mecánico como son la alineación y la simetría.

En lo que a este libro concierne, la reflexión nos lleva a asegurar que podemos evitar el dolor músculo esquelético tomando consciencia de cómo nos movemos, qué posturas adoptamos y percibiendo el estrés biomecánico para evitarlo en cada una de las actividades que realizamos.

El cuerpo humano tiene una asombrosa capacidad de recuperación. Así como aprende las posturas viciosas que provocan dolor, así también aprende rápidamente los buenos hábitos posturales para evitarlo. Los tendones acortados, los ligamentos lastimados, los músculos contraídos pueden recuperar su funcionalidad cuando permitimos y trabajamos para que recuperen su alineación y simetría

Lo interesante es que gran parte de la prevención del dolor de espalda se puede realizar en casa y en el lugar de trabajo, cambiando los hábitos posturales, realizando una actividad física diaria y controlando el peso adecuado para la estatura que tenemos.

Ello implica una actitud activa donde la voluntad, constancia y la disciplina son la base.

La solución dada por una persona externa (médicos o fisioterapeutas) por muy buena que sea, resultará incompleta sin la participación asidua y consciente de la persona afectada.

LAS MODIFICACIONES
DEL CUERPO HUMANO A TRAVÉS DEL TIEMPO

La estructura del cuerpo
está dada por el esqueleto.

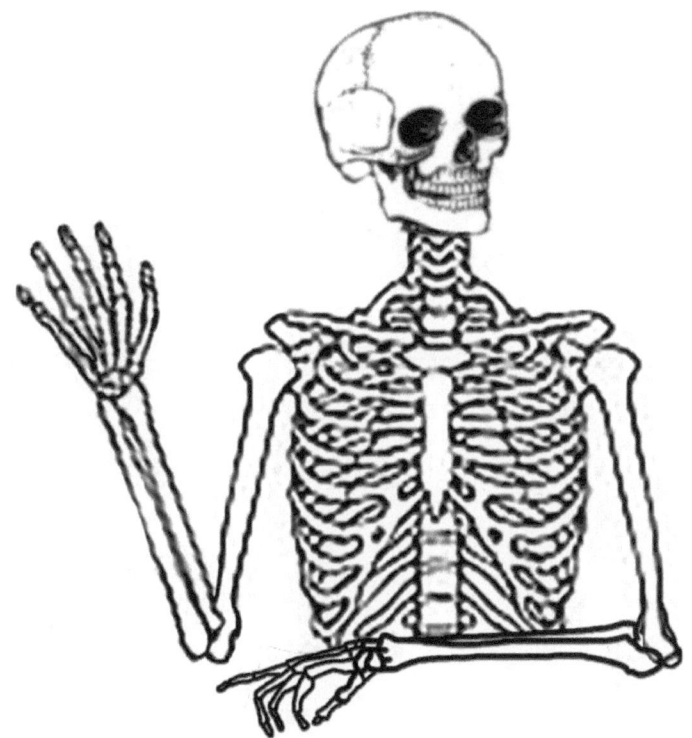

Sin esqueleto seríamos una masa amorfa culebreando por el suelo, víctima de cualquier depredador con buenas mandíbulas.

En el estudio de la evolución de los animales vertebrados y ante la evidencia de la aparición del Homo Erectus, nos percatamos de la enorme

LAS MODIFICACIONES
DEL CUERPO HUMANO A TRAVÉS DEL TIEMPO

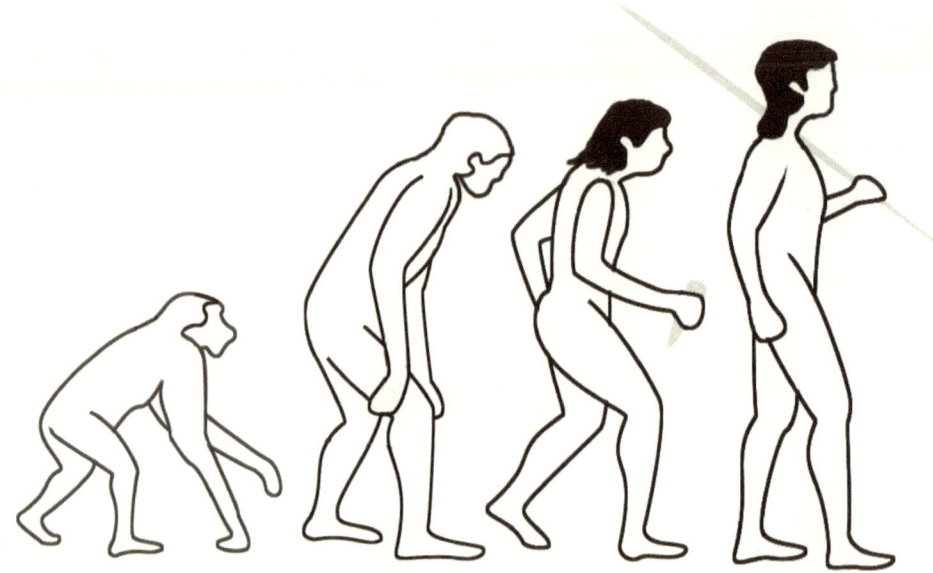

importancia del proceso por el que la columna vertebral pasó, de una postura doblada hacia adelante, a otra postura totalmente vertical.

El privilegio de tener una postura erecta nos costó miles de años de evolución.

Ello implicó una serie de adaptaciones de huesos, tendones, ligamentos y músculos para poder soportar la nueva postura que permitiera mayor libertad de movimiento a las manos.

Al tener las manos libres (es decir, al dejar de usarlas para la locomoción) fue posible el uso de herramientas que facilitaron la caza y la elaboración de utensilios para la supervivencia.

El fenómeno de columna erguida y manos libres propició el crecimiento del cerebro y las áreas específicas del lenguaje.

LAS MODIFICACIONES DEL CUERPO HUMANO A TRAVÉS DEL TIEMPO

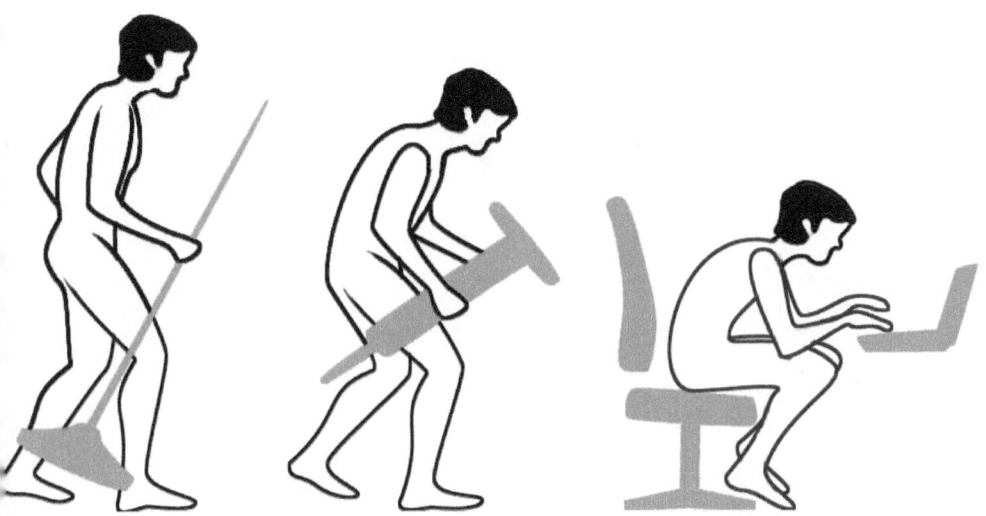

La evolución, crecimiento y fortalecimiento de los músculos erectores de columna, de los músculos anteriores de las piernas y de los músculos glúteos permitió este cambio anatómico que comenzaría el tránsito del Homo Erectus al Homo Sapiens.

Ahora compara las ilustraciones sobre la tendencia postural que ejerce la modernidad en las sociedades humanas:

Tardamos milenios en lograr la postura erecta, y ahora en pocos años estamos en riesgo de perderla y volver a la postura jorobada.

En la actualidad, las actividades de la vida diaria nos obligan a inclinarnos constantemente hacia adelante y el uso de los dispositivos domésticos va de la mano con estas posiciones. Aunado a esto, el sedentarismo se ha adueñado de nuestras vidas.

LAS MODIFICACIONES
DEL CUERPO HUMANO A TRAVÉS DEL TIEMPO

Pasamos demasiadas horas sentados

Mantener una postura sentada por tiempo prolongado trae consigo cambios progresivos en la anatomía que ni nos imaginamos y que, paulatinamente se convertirán en nuestra nueva corporalidad:

- Las caderas y rodillas están dobladas mientras estamos sentados y, con el paso del tiempo esta posición se traduce en acortamiento de los tendones que doblan estas articulaciones y que no nos permitirán caminar erguidos.

- El sentarnos sobre las nalgas durante horas lleva a una atrofia de los músculos glúteos mayores.

- El abdomen se vuelve flojo por falta de trabajo de los músculos transverso, rectos y oblicuos abdominales.

- El paso del tiempo en posición sentada también provoca que la pelvis se deslice hacia atrás y que se encorve la espalda por pérdida de la curva lumbar.

- La inclinación del cuello hacia adelante estira los músculos posteriores del tórax y acorta los músculos anteriores del cuello

- Al escribir en la computadora todo el día, los hombros rotan hacia adentro.

- El encorvamiento de toda la espalda provoca la clásica joroba.

Todos estos cambios se traducen en lo que Vladimir Janda define como Síndrome Cruzado Superior y Síndrome Cruzado Inferior.

Cuya imagen aproximada sería así:

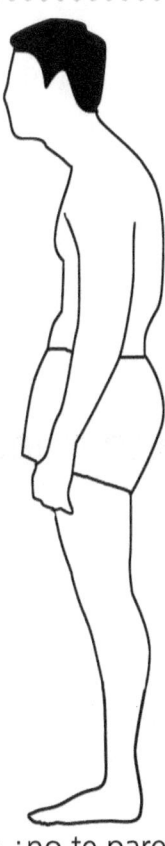

Tendremos que hacer algo al respecto ¿no te parece?

El trabajo postural es fascinante, pero es necesariamente presencial y rebasa las intenciones de este libro.

Si ya estás en la edad de los "nunca me había pasado" es recomendable que acudas a una revisión médica anual de la postura con un especialista en Medicina de Rehabilitación:

Es importante tomar consciencia que las malas posturas son origen de diferentes malestares que pueden hacerse crónicos e irreversibles y llegar a afectar nuestra calidad de vida.

Por ahora nos referiremos a medidas prácticas para evitar el dolor pero siempre conscientes que el trabajo de re-educación postural habrá que realizarlo tarde o temprano ya que es lo único que puede dar soluciones a largo plazo.

Para evitar el dolor empecemos por el principio:

¿Dónde te duele?

Pensemos que te duele el cuello:

TIPS PARA CUIDAR EL CUELLO DURANTE LA NOCHE

Amaneces con dolor de cuello, parece que no descansaste y el malhumor se apodera de ti.

Ya has probado diversas almohadas, incluyendo las almohadas "ortopédicas" y de esas almohadas que les pasa una aplanadora encima. Pareciera que ninguna te resuelve el problema.

TIP 1   Revisa la altura de la almohada.

La altura de la almohada es lo realmente importante, revísala.

Cuando nos acostamos de lado, si las almohadas son demasiado delgadas, desvían el cuello hacia abajo (b), si son muy gruesas lo desalinean hacia arriba (c).

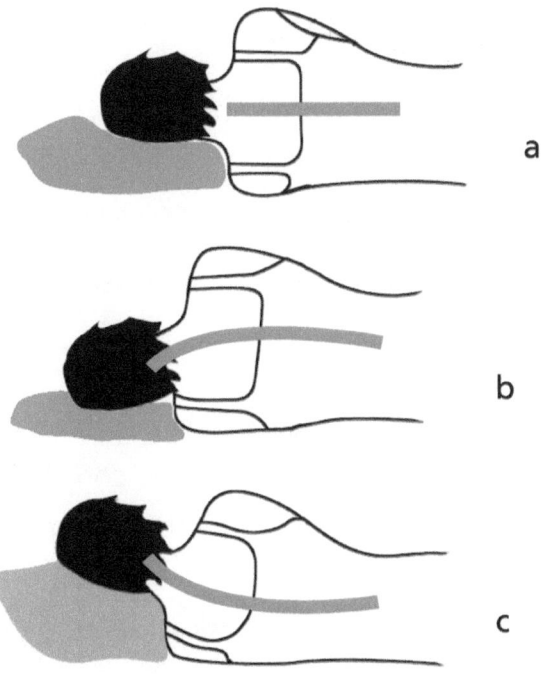

a

b

c

TIPS PARA CUIDAR EL CUELLO DURANTE LA NOCHE

Lo ideal es buscar una almohada del grosor suficiente para mantener la columna cervical horizontal (a) mientras dormimos.

Prueba diferentes alturas de almohada hasta conseguir, que al estar acostado de lado, la columna se mantenga horizontal

TIP 2   Enrolla una toalla para formar un cilindro

Con una toalla de tamaño suficiente haz un rollo de 7 u 8 cm de diámetro y colócalo a lo largo de la funda de la almohada. Ello le dará al cuello una posición confortable cuando duermes boca arriba.

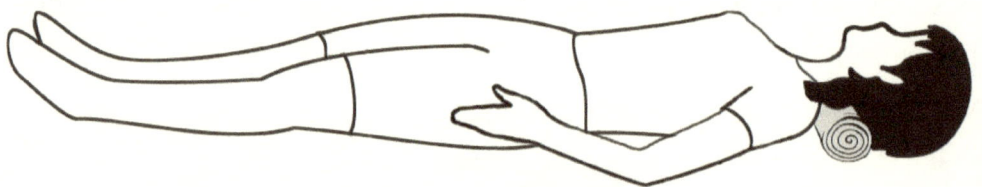

TIP 3   No se recomienda dormir boca abajo

Al hacerlo, necesitarás rotar el cuello para poder respirar. Esta rotación tensa excesivamente los músculos cercanos a la columna.

Por lo tanto la relajación durante el sueño no será completa y amanecerás cansado.

TIP 4   Rueda para levantarte de la cama.

Casi todos nos levantamos tomando "vuelo con el cuello". Nos jalamos hacia adelante para ponernos de pie de forma rápida. Sin embargo esta manera de hacerlo tensa los músculos del cuello y de la parte alta de la espalda de tal suerte que provocarán dolor tarde o temprano.

La manera correcta de levantarse es rodarse hasta quedar de lado, bajar las piernas y hasta el final incorporarse con la ayuda de las manos.

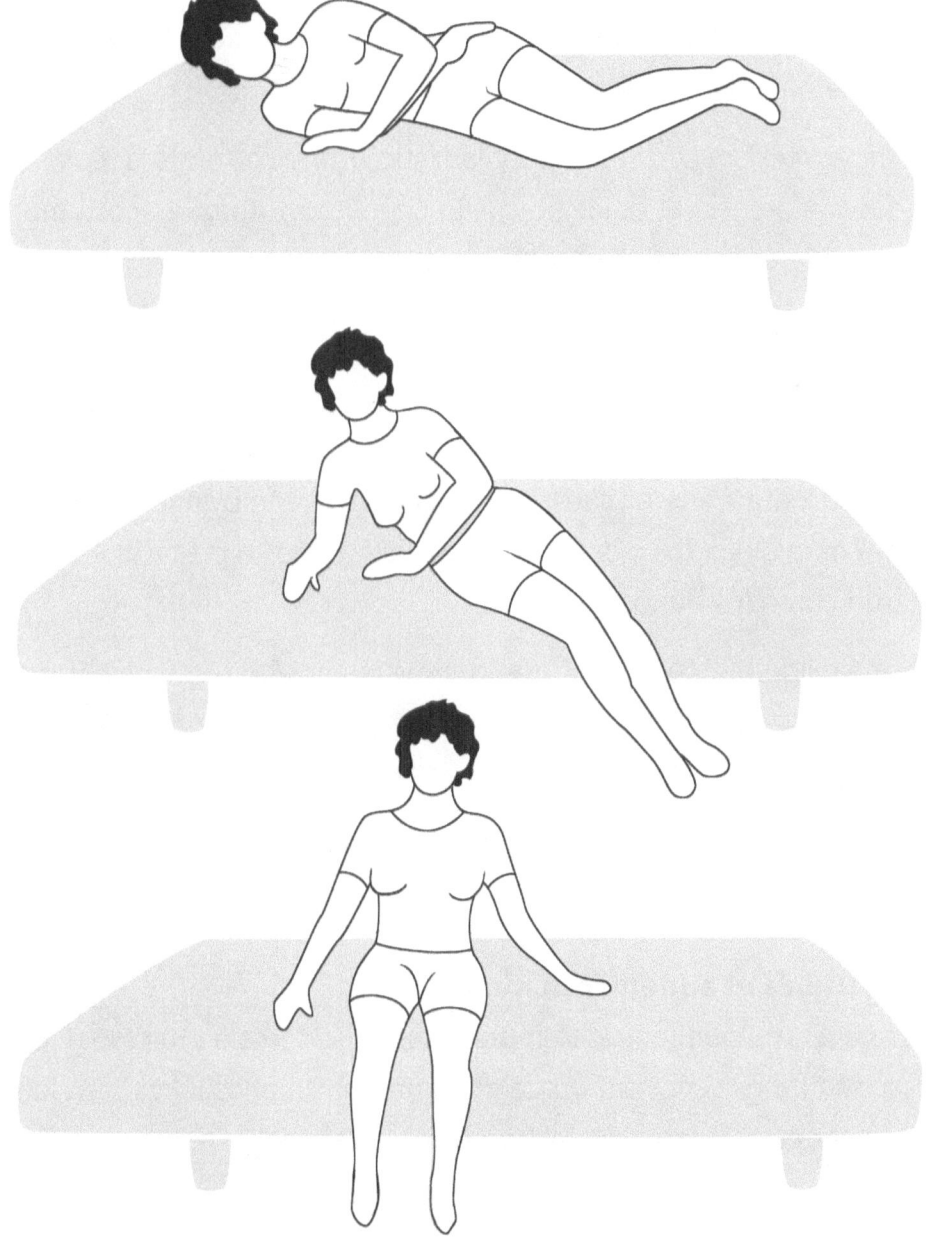

TIPS PARA CUIDAR EL CUELLO MIENTRAS USAS LOS TELÉFONOS

Ya has pasado 8 horas contestando el teléfono en la oficina con el cuello torcido tratando de sostener el aparato.

O llevas varias horas enviando mensajes de texto agachando la cabeza para ver la pantalla del celular.

El término "text neck" se ha popularizado entre los fisioterapeutas, ya que hace referencia al dolor de cuello por la postura que acostumbramos usar al enviar mensajes de texto continuamente.

Una de las maneras de evitar las contracturas de los músculos del cuello es mantener su alineación vertical.

Las vértebras cervicales sostienen la cabeza y, en conjunto, tienen gran flexibilidad para darle al cuello la versatilidad de movimientos que se requiere para dirigir los ojos y oídos casi 180 grados o más a la redonda. No tanto como los búhos pero casi.

Esta versatilidad le permite al cuello moverse en 6 direcciones: flexión, extensión, inclinación lateral derecha e izquierda y rotación derecha e izquierda, así como todas sus combinaciones.

El problema se presenta cuando mantienes cualquiera de estas posiciones largo tiempo. Prueba con esto:

TIP 5   Utiliza el aditamento manos libres

No es necesario que tengas siempre el teléfono cerca de tu oído. Procura usar audífonos simples o utiliza aditamentos "manos libres", en lugar de sostener el teléfono entre el hombro y la cabeza.

Existen dispositivos manos libres de varios modelos desde los muy creativos:

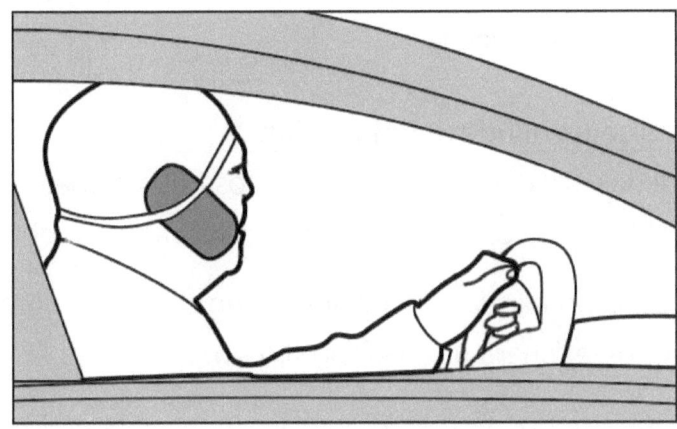

Hasta los muy sofisticados:

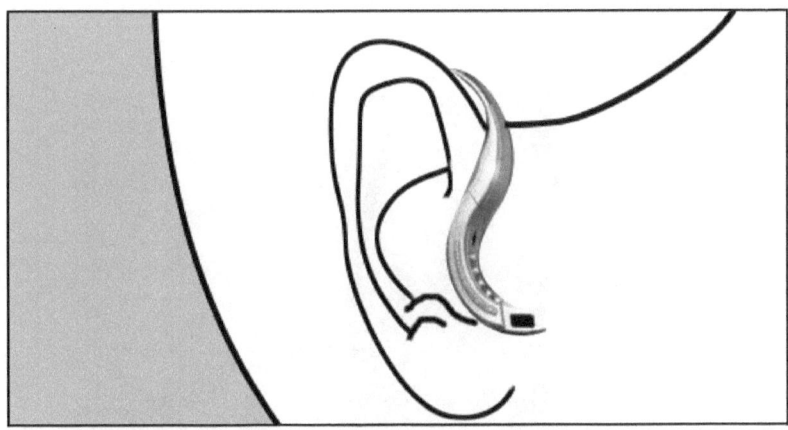

Si es demasiada la urgencia de mantenerte comunicado mientras manejas y si tu auto y teléfono tienen esta opción, usa el *blue tooth*.

TIP 6   Utiliza el altavoz.

En las oficinas, casi todos los teléfonos cuentan con altavoz, una opción que pocas veces se aprovecha.

TIP 7   Al manejar olvídate del celular.

La mayoría de los accidentes automovilísticos en la actualidad se deben al mal uso del teléfono celular mientras conducimos un vehículo.

Hace pocos años no existía esta opción y uno se acostumbraba a llegar a un lugar donde existiera un teléfono fijo sin problemas.

En la ilustración inferior se puede apreciar la parte lateral izquierda del cuello, donde se pueden contar las 7 vertebras cervicales normales.

La séptima vértebra cervical es muy palpable (aprovecha para conocerla y tocarla en la base del cuello), y es la más notoria cuando empezamos a jorobarnos.

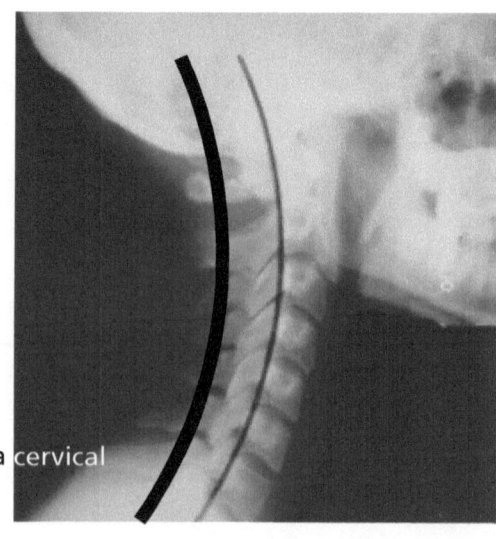

Séptima vértebra cervical

TIPS PARA CUIDAR EL CUELLO MIENTRAS USAS LOS TELÉFONOS

Observa ahora la curva suave de concavidad posterior. Ésta es la curvatura normal y se llama lordosis cervical.

Esta curva se pierde o se rectifica (como se ve en la siguiente ilustración) con los espasmos de los músculos posteriores del cuello debido a los esguinces cervicales o "latigazos" durante los accidentes automovilísticos como el choque por alcance. Choques que son muy frecuentes por las distracciones momentáneas frente al volante.

El esguince del cuello puede ser de intensidad variable y los efectos pueden ser leves o graves.

Los músculos que rodean a la columna cervical reaccionan poniéndose tensos para proteger la columna y la médula espinal. Estos músculos guardan la memoria de la tensión y pueden requerir apoyo fisiátrico para

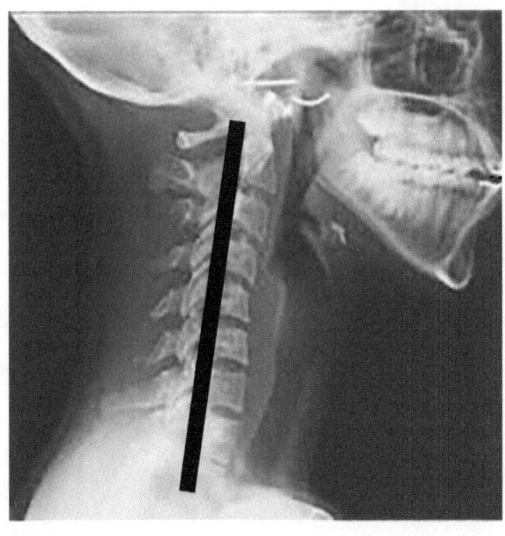

lograr relajarlos. No dudes en buscar oportunamente a un médico de Rehabilitación ya que las consecuencias pueden ser mayores.

La curva cervical también se pierde cuando nos acercamos excesivamente y sin darnos cuenta, a la pantalla de la computadora o cuando revisamos el teléfono celular sosteniéndolo en las manos.

TIP 8   Eleva el teléfono celular

Cuando envíes mensajes de texto eleva el teléfono celular a la altura suficiente.

La altura debe ser tal que te permita tener el cuello vertical.

No uses los pulgares al escribir el mensaje de texto ya que fatigarás los tendones que doblan estos dedos y te dolerán tarde o temprano. Sostén el teléfono con una mano y escribe con el dedo índice de la otra.

Sacude periódicamente las manos y dedos para liberar la tensión.

Evita el *"text neck"*

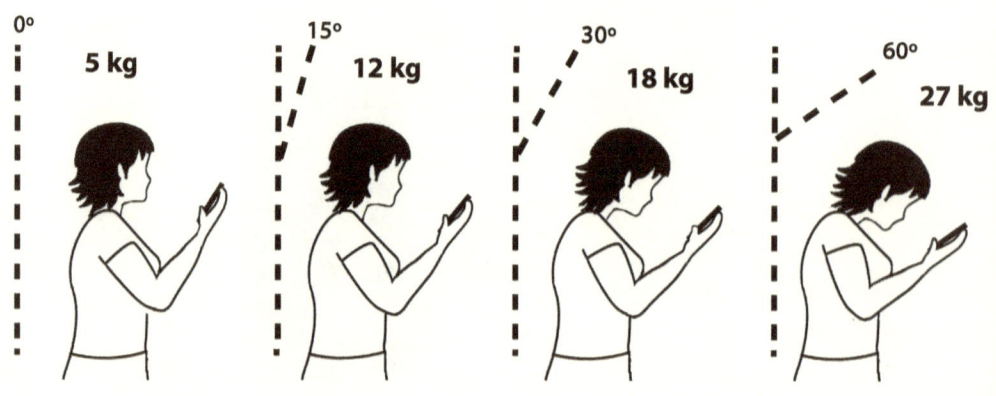

TIPS PARA CUIDAR EL CUELLO ANTE LA COMPUTADORA

Nos hemos acostumbrado tanto al uso de las computadoras que no nos percatamos de los cambios que suceden en nuestra cabeza. Viendo la pantalla de una laptop o tablet nuestra cabeza se adelanta con respecto al tronco hasta más de 35 grados, lo que provoca que la 7ª vértebra cervical sobresalga como joroba.

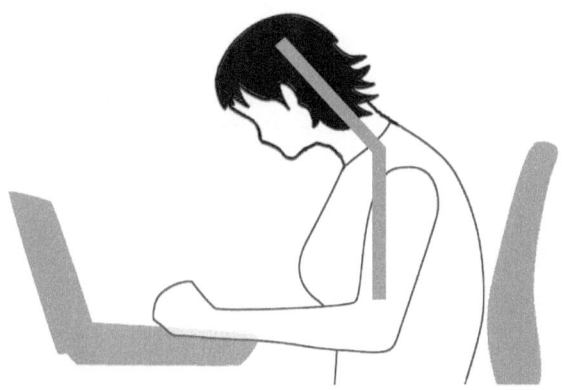

En los Estados Unidos se está popularizando la frase "*I hunch*" que une la "I" de la marca de dispositivos Apple y la palabra *hunch* o joroba, para hablar de las jorobas provocadas por el uso de tablets y laptops en posturas asimétricas y estresantes para la columna cervical.

Hay una solución ideal para ello y que poco se menciona en los consultorios de rehabilitación y de terapia física convencionales:

TIP 9   Retrae el mentón

La retracción del mentón implica solo eso: retraer o recoger; como haciendo una papada con el cuello. No dobles la cabeza hacia adelante ni hacia atrás. Solo retrae la cabeza tratando de alinear el lóbulo de la oreja con el hombro

TIPS PARA CUIDAR EL CUELLO ANTE LA COMPUTADORA

Retrae el mentón durante 5 segundos, relaja sin adelantar la cabeza al hacerlo. Repite diez veces diariamente.

Sabemos que, para implementar un hábito requerimos de la repetición consciente de una tarea durante, por lo menos 90 días.

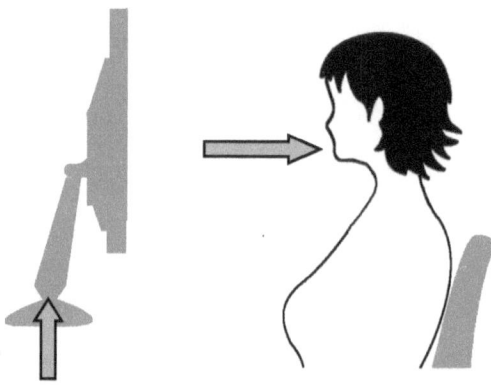

Después de ese periodo de tiempo la tarea se realiza automáticamente es decir, la cabeza adopta la posición correcta sin pensarlo.

TIP 10 Revisa la altura de la computadora.

Si la altura del monitor queda debajo del nivel de los ojos, inevitable-mente te hará doblar el cuello hacia delante de manera inconsciente conforme pasa el tiempo.

Si usas una laptop, el problema se resuelve poniendo una caja de cartón abajo y adaptando un nuevo teclado que quede a la altura de las manos.

Si andas de viaje o esperando en un aeropuerto y no puedes evitar usar tu laptop en las piernas, sube su altura poniendo tu portafolio o tu ma-leta debajo de ella.

Las tablets tienen un tamaño intermedio entre los teléfonos y las laptop y su peso es mucho menor lo que las ha popularizado. Sin embargo el uso de las tablets provoca la flexión del cuello hacia adelante durante periodos prolongados de tiempo.

Percíbelo y trata de evitar esta postura, ya sea elevando la mano que la sostiene o usar un soporte que permita tenerla en el escritorio a la altura suficiente para mantener el cuello vertical.

Existen en el mercado soportes plegables para computadora que permiten cambiar la posición de sentado a posición de pie intermitentemente mientras trabajas.

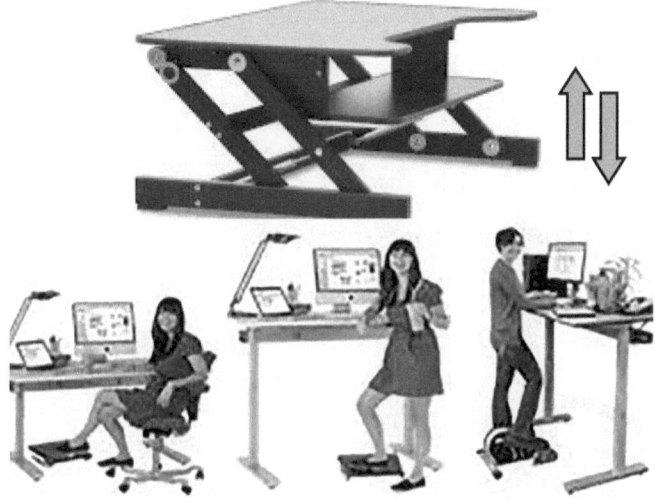

Otra alternativa a las laptop son los mini CPU (mini PC o Mac mini), que se reducen a un dispositivo de tamaño fácilmente transportable y que se puede conectar a una o más pantallas, a un ratón y teclados inalámbricos.

Únicamente hay que recordar acomodar las pantallas a la altura de los ojos.

Y si te duele la cintura o espalda baja...

La columna lumbar lleva el peso del tronco, cabeza y brazos 24 horas al día. Es la parte del cuerpo que recibe más carga biomecánica. Esta circunstancia hace que esta zona sea vulnerable al estrés y por lo tanto al dolor, pero ¿porqué?.

¿Te habías dado cuenta que la mayoría de las actividades de la vida diaria, las hacemos inclinados hacia adelante?

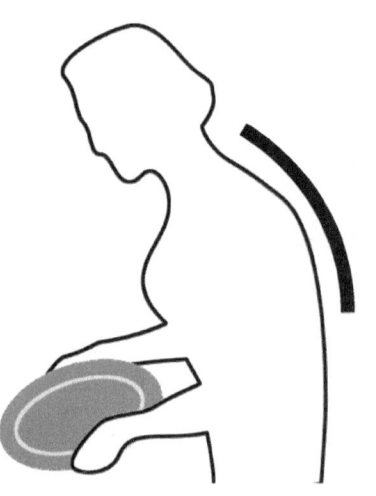

Tender la cama, barrer, trapear, aspirar, recoger objetos del suelo, pasear al perro sobre todo cuando el perro parece que es el que nos pasea.

Ponerse los calcetines y los zapatos, cortarse las uñas de los pies. Levantar niños, jugar con ellos, hacer jardinería.

Lavarnos la cara, lavar los platos, comer, trabajar en cualquier oficio.

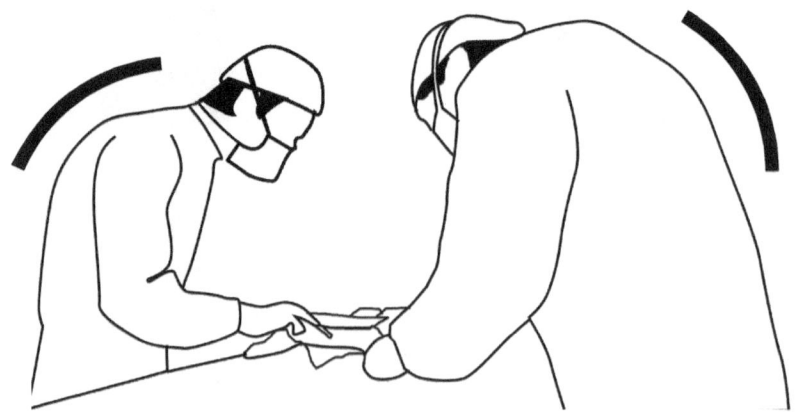

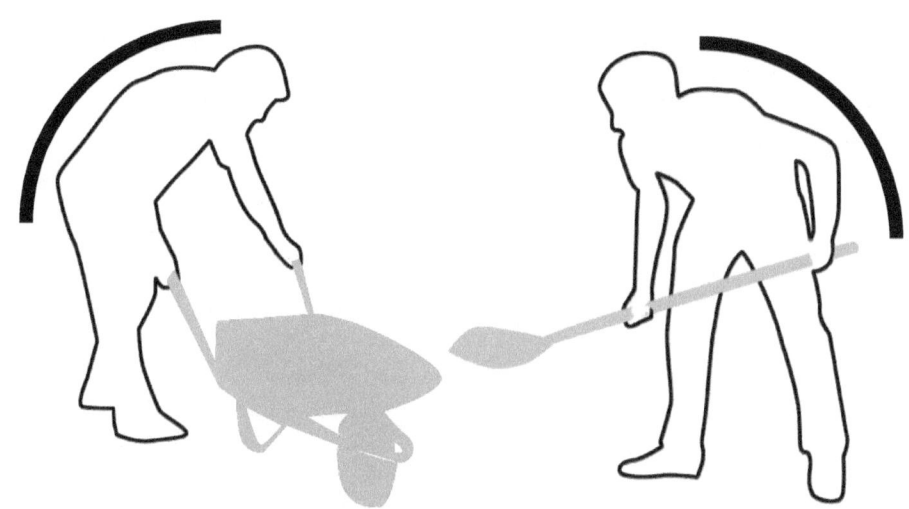

Albañiles, carpinteros, médicos cirujanos, dentistas, terapeutas, plomeros, secretarias, afanadoras, campesinos; todos nos inclinamos hacia adelante durante estas actividades y todos, en algún momento, hemos padecido dolor de espalda o dolor lumbar.

La planeación y diseño de un puesto de trabajo son exigencias cada vez más frecuentes por el personal de fábricas y oficinas en donde la ergonomía va de la mano con la Fisiatría para prevenir estos problemas.

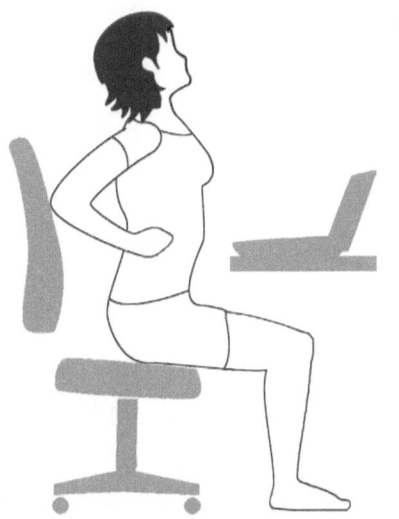

Especial mención merecen los cibernautas, ya que buena parte de sus horas laborales las pasan sentados frente a una computadora, quizás seis, ocho, diez o más horas seguidas.

SI TE DUELE LA ESPALDA BAJA

Los músicos, cuyo trabajo muscular durante ensayos y presentaciones en las orquestas es casi tan intenso como el de los atletas de alta resistencia, requieren también apoyo fisiátrico.

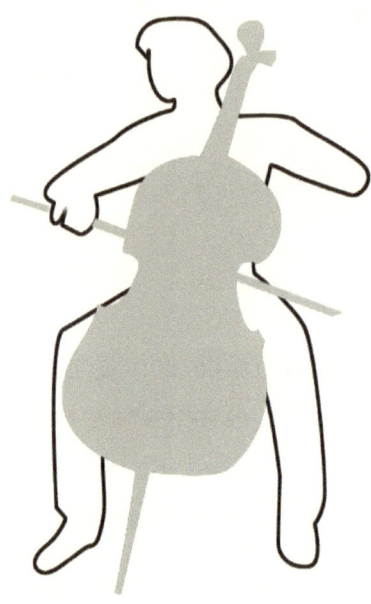

Pero, ¿qué es lo que se "dobla" hacia adelante? Y ¿por qué duele?

Las vértebras lumbares son las más grandes y resistentes de toda la columna, pues soportan el peso de la mitad superior del cuerpo. De estas vértebras depende la flexión hacia delante en todas nuestras actividades diarias.

Observa la radiografía lateral izquierda de las cinco vertebras lumbares separadas por un espacio que ocupan los discos intervertebrales.

La curva de concavidad posterior se llama lordosis. Esta disposición logra que la distribución de peso sea óptima. Si esta columna fuera totalmente recta no soportaría los pesos que estamos acostumbrados a llevar.

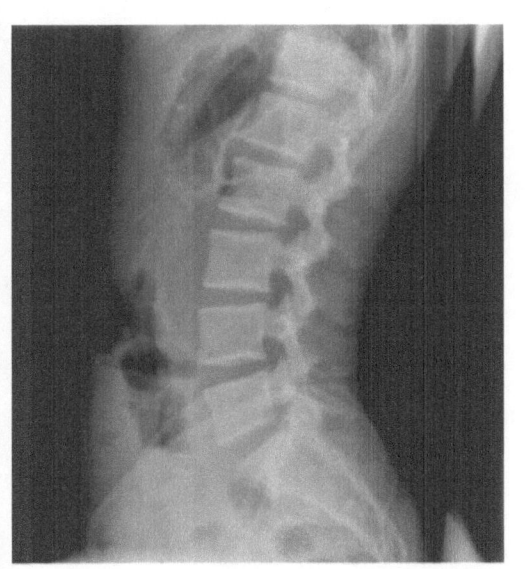 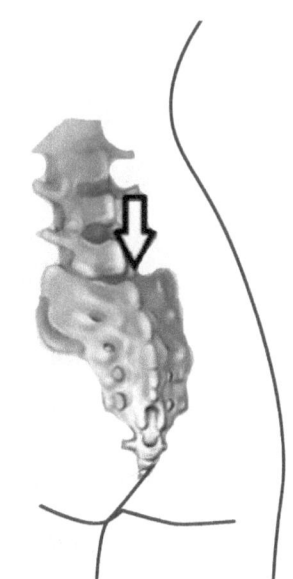

La columna lumbar se mueve en flexión, extensión, inclinación lateral derecha e izquierda y rotación derecha e izquierda; muy parecido a como se mueve el cuello.

Las flexiones repetidas durante las actividades de la vida diaria repercuten en la zona lumbar que es la que hace más esfuerzo, donde hay más estrés y, por lo tanto más dolor.

El estrés biomecánico puede ser muy intenso entre las vértebras lumbares 4 y 5 y entre las vértebras lumbar 5 y la sacra 1 a través del tiempo.

Los cuadros de lumbalgia o dolor de espalda baja generalmente se deben a micro traumatismos que se han provocado durante años y que no presentaron mayor sintomatología en el momento.

Sin embargo, estos pequeños traumatismos acumulados llegan a producir un daño mayor que provoca dolor a largo plazo.

Tal es el caso de las flexiones hacia adelante, de las que hablamos al principio, que diariamente hacemos durante nuestras actividades.

Otra causa que paulatinamente lastima la columna lumbar es el sedentarismo, ya que produce fuerzas de comprensión en la espalda baja, durante periodos prolongados de tiempo.

Al estar sentados, los músculos que doblan las caderas se acortan al igual que los músculos de la espalda baja.

Los músculos glúteos se debilitan junto con los músculos abdominales.

Y sin notarlo, al levantarnos caminaremos con cierta flexión de caderas, abdomen abultado y espalda encorvada debido al desbalance que se produjo al estar sentados.

Varios autores e investigaciones proponen métodos diversos de prevención. Anotamos aquí los que hemos comprobado como útiles.

TIPS PARA CUIDAR LA COLUMNA LUMBAR

TIP 11   **Haz 10 extensiones de columna lumbar al finalizar el día.**
Al final del día y después de las actividades que se han desarrollado pre-
dominantemente "hacia adelante", la columna lumbar requiere descan-
sar con extensión o movimientos hacia atrás, de manera que recupere
su curvatura normal.

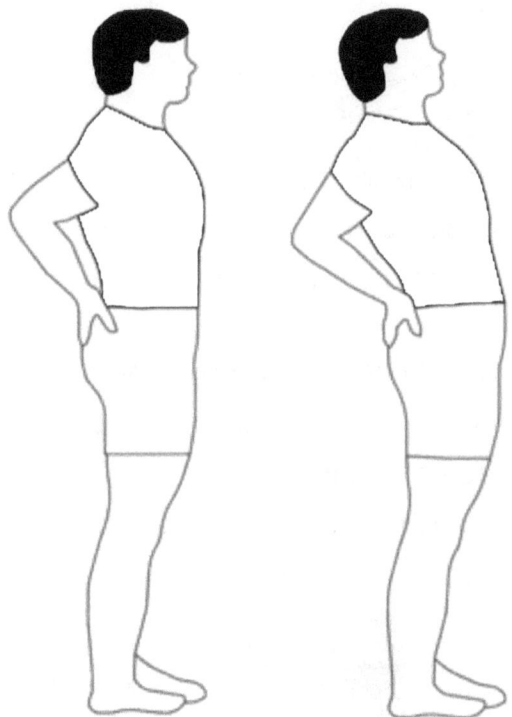

Estando de pie coloca las manos en la cintura, fija la pelvis y echa la
espalda lo más hacia atrás que puedas, sin doblar las rodillas. Vuelve al
centro y repite diez veces.

También lo puedes hacer acostado boca abajo en una superficie firme o
en el piso.

Coloca las manos apoyadas a la altura de los hombros, extiende los codos de tal manera que el cuello y la espalda se desplacen hacia atrás. Cuida que la pelvis no se despegue del piso.

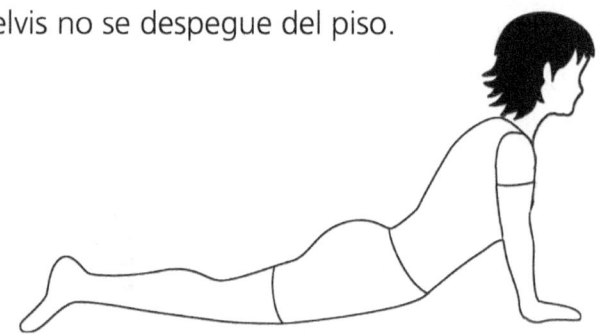

Inicialmente cuello, espalda y pelvis se mueven en bloque de una manera rígida. Poco a poco, con las repeticiones, cada parte se logra flexibilizar y actuar de manera más independiente.

TIP 12   Si duermes boca arriba o de lado

Coloca una almohada bajo tus rodillas para disminuir la tensión lumbar lumbar que tiende a aumentar en esta posición. Si duermes de lado coloca la rodilla que queda arriba sobre una almohada hacia adelante. Esto relaja la zona lumbar ya que evita el cierre forzado de la cadera.

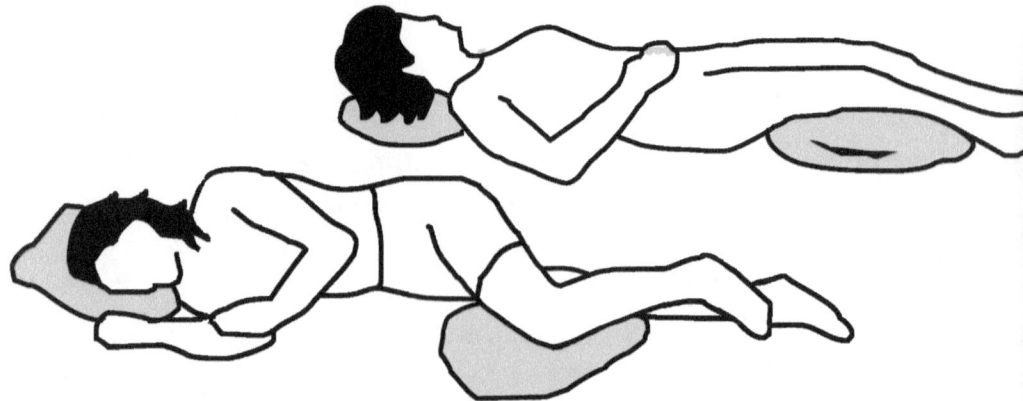

TIP 13   Cuando cargues objetos

Cuando cargues objetos procura mantener los brazos pegados al tronco y así evitar hacer una mayor palanca en la última vértebra lumbar y la primera sacra.

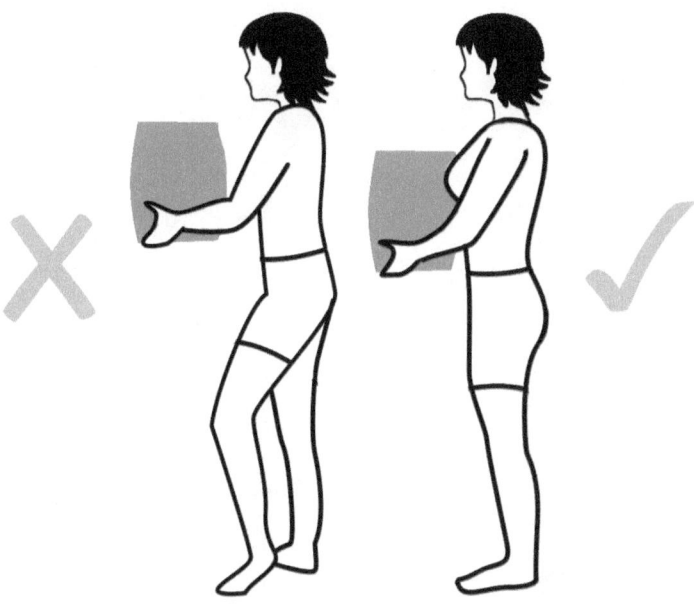

Al meter objetos a un auto sigue la misma regla. Pega el objeto a tu pecho y adelántate hasta la entrada del vehículo. Si sostienes un objeto en las manos separado del cuerpo, el estrés en la zona lumbar crece hasta producir dolor. Prueba ambas maneras de cargar y compara.

TIP 14   Mantén la curva lumbar al agacharte

Cuando te pongas los zapatos, medias o calcetines, o durante cualquier actividad que requiera inclinarse hacia abajo o adelante, procura también mantener la curva lumbar.

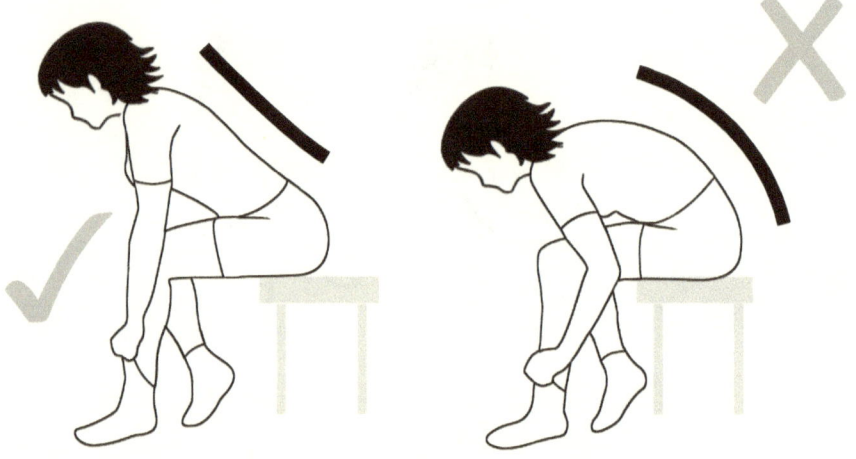

Ten el mismo cuidado cuando empujes o jales objetos.

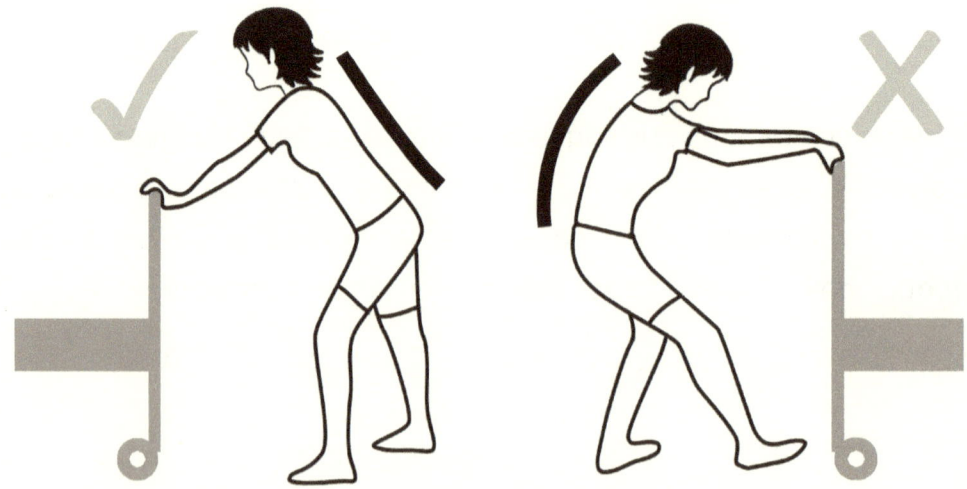

TIP 15 Al levantar objetos

Al levantar objetos del suelo, separa las piernas, dobla las rodillas y acércate al objeto lo más que puedas. Pega el objeto a tu cuerpo y al levantarte no te inclines hacia adelante. Levántate con la fuerza de las piernas y muslos. Si no lo puedes hacer así, ese trabajo de carga no es para ti.

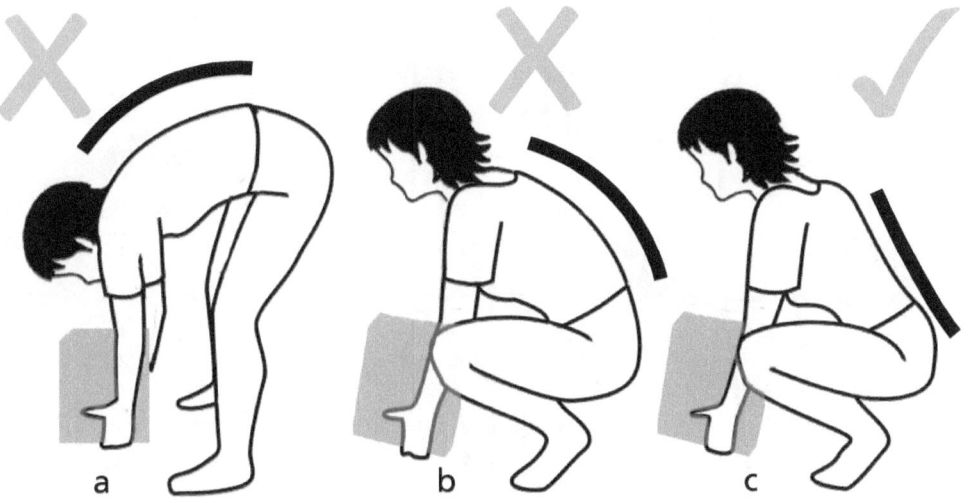

Observa la diferencia entre las imágenes b y c.

En las dos posiciones las piernas están flexionadas, pero en el dibujo c la lordosis lumbar se mantiene.

Al levantarte no gires la espalda si vas a colocar el objeto a un lado. Gira primero los pies y luego todo el cuerpo.

Si vas a colocar el objeto en un lugar alto. Primero pégalo a tu cuerpo, separa los pies para tener una buena superficie de soporte y levántalo con la fuerza de los brazos.

TIP 16   Cuando cargues algo con una mano

Cuando cargues un objeto con una mano no desniveles los hombros o
reparte el peso entre dos bolsas

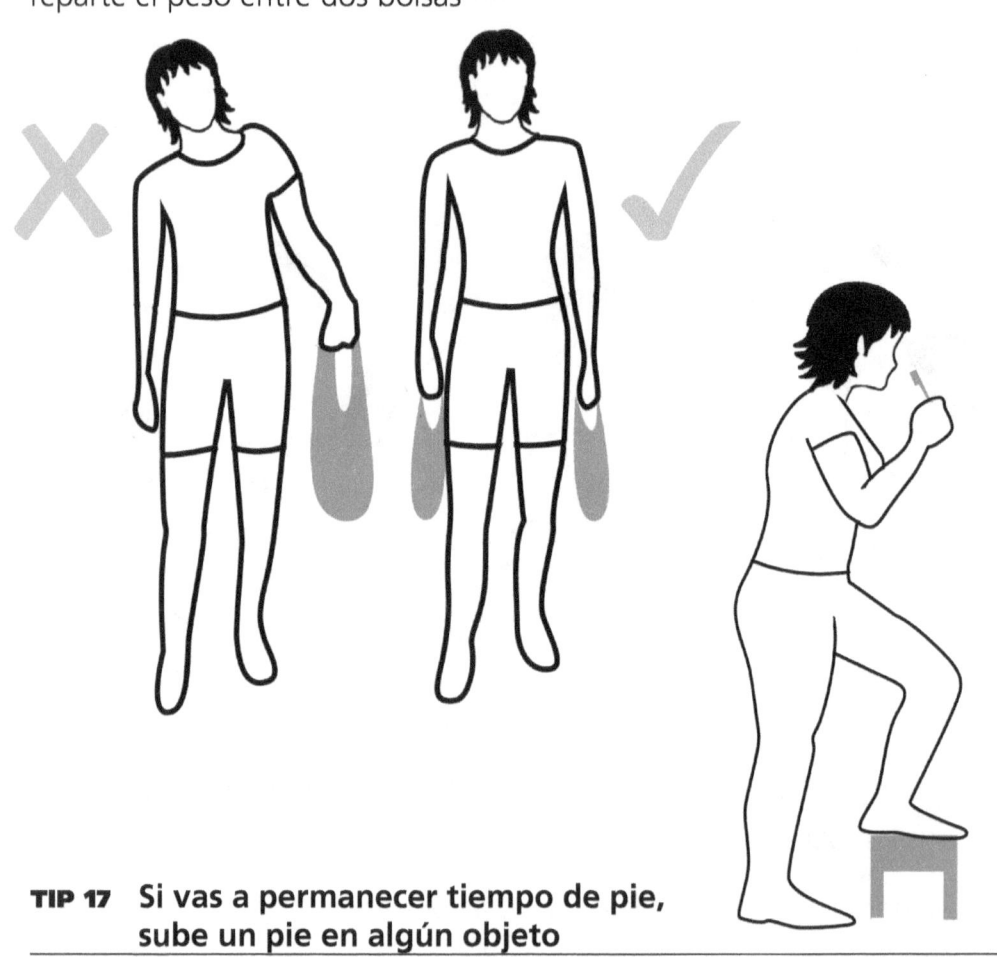

TIP 17   Si vas a permanecer tiempo de pie, sube un pie en algún objeto

Cuando estés lavando trastes, lavándote los dientes, rasurándote, es
bueno poner un banco y subir uno de los pies. Hazlo, compara y percibe
la diferencia. El banco favorece la relajación de los músculos de la columna e impide un poco el estrés biomecánico al inclinarte hacia adelante.

TIP 18   Independiza el movimiento de la pelvis y la columna.

Las personas con dolor de espalda crónico tienen poca flexibilidad en la articulación de la columna y pelvis.

No pueden mover la pelvis hacia atrás o hacia delante de forma independiente de la columna lumbar y pareciera que se mueven en bloque.

Parte del tratamiento es recuperar esta independencia en la movilidad de la pelvis y columna.

Ponte de pie y mueve la pelvis hacia adelante y hacia atrás sin mover las rodillas ni los hombros.

Luego muévala hacia los lados. Si es posible hazlo sobre una pelota terapéutica (85cm de diámetro). Practica hasta lograrlo.

Una buena estrategia es ver cómo se mueven las cantantes de blues. Pon música y tratar de imitar su ritmo.

**TIP 19   Si tienes dolor agudo de espalda,
una ligera tracción puede ayudar.**

Acuéstate boca arriba en el piso, acomoda un banco bajo tus pantorrillas de tal manera que queden dobladas las rodillas.

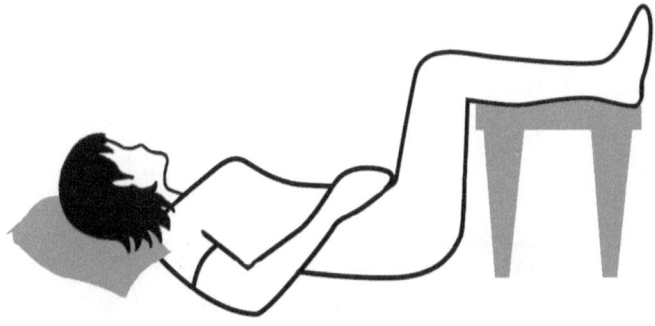

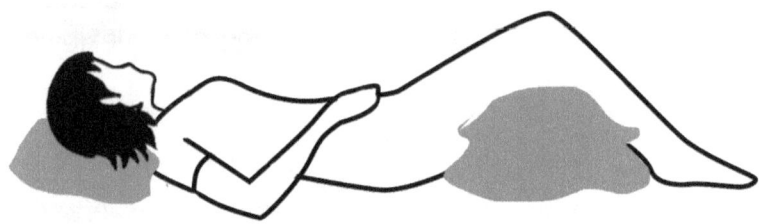

Unos cojines altos también pueden sustituir el banco. Descansa en esta posición por lo menos media hora.

TIPS SOBRE LA MANERA DE SENTARSE

La pelvis y el sacro se mueven en conjunto. Es importante hacer notar que la posición que adoptan ambos huesos varía según las diversas maneras de sentarse.

TIP 20 Siéntate en el fondo de la silla.

Cuando te sientas separado del fondo del asiento y con la espalda apoyada en el respaldo o encorvada hacia adelante, la pelvis gira hacia atrás (retroversión). Esto provoca que la curva lumbar (lordosis) se pierda.

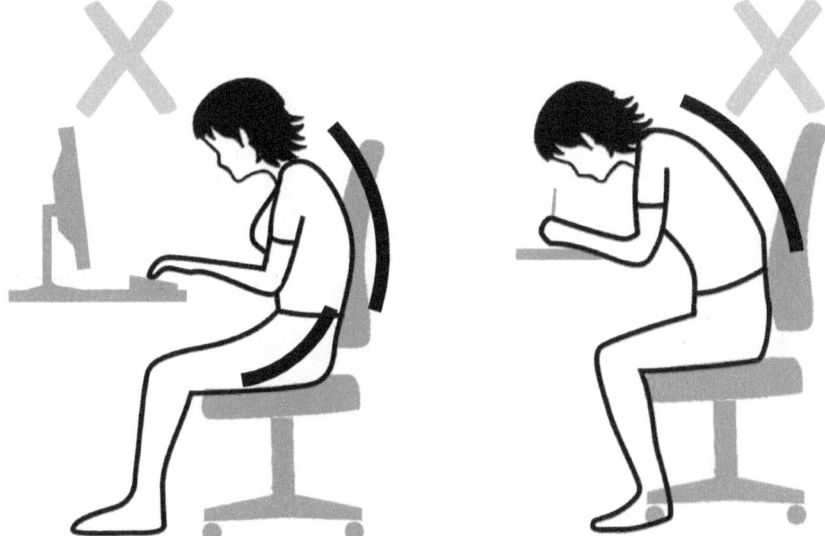

Al sentarnos frente a un escritorio tendemos a echar los hombros hacia adelante y encorvar la columna. Esta postura implica contracción en los músculos pectorales y elevadores de los hombros y debilitamiento de los músculos bajos del tórax y extensores del cuello.

Si te sientas en el fondo de la silla, la pelvis, en cambio, gira hacia adelante (anteversión), y la columna lumbar recupera su curvatura (lordosis).

TIPS SOBRE LA MANERA DE SENTARSE

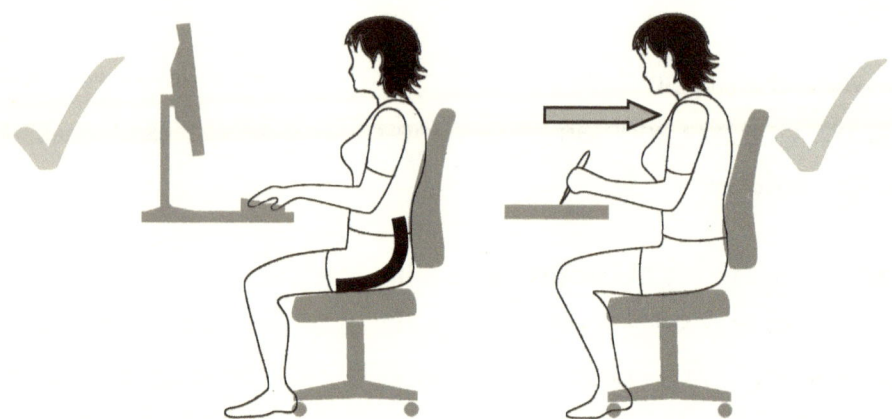

Al sentarte en el fondo de la silla, automáticamente los hombros se colocan hacia atrás (estirando los músculos pectorales). Esta posición "abre el pecho" lo que facilita la entrada y salida del aire al respirar.

TIP 21 Haz respiraciones completas mientras estás sentado.

Un tórax erguido permite que el diafragma se mueva con libertad. Para ello, inspira de tal manera que el abdomen se "infle" junto con el tórax.

Cuando al abdomen "se infla" quiere decir que el diafragma descendió al máximo y los pulmones pueden expandirse a su total capacidad.

Casi todos hacemos respiraciones muy cortas que involucran sólo al tórax. No somos conscientes de la gran capacidad que tienen los pulmones de expandirse cuando el diafragma desciende. Al desaprovechar esta capacidad disminuimos sin querer, la esperanza de vida.

La posición de pie y sentada permite que la gravedad ayude al diafragma a descender.

Indicamos la posición semi-sentada en personas hospitalizadas precisamente para mejorar el descenso del diafragma y con ello, la respiración.

TIP 22 No cruces las piernas.

Siéntate en el fondo de la silla y percibe tu espalda baja. En esta posición la pelvis normalmente está ligeramente inclinada hacia adelante y logra mantener la curva lumbar.

Ahora cruza las piernas y percibe de nuevo la espalda baja. Notarás que la pelvis se ha "deslizado" hacia atrás y la columna lumbar pierde su curva (lordosis). Tarde o temprano esta costumbre te provocará dolor.

Este detalle, al parecer simple, reviste gran importancia cuando hablamos del origen del dolor de espalda.

TIP 23 Usa los descansabrazos.

Es bueno recordar que, en la posición sentada el peso de la mitad del cuerpo cae entre la 5ª vértebra lumbar y la primera sacra.

El peso de los brazos es el 10% del peso total del cuerpo.

Una forma de disminuir por lo menos el 10% de dicho peso es apoyar los antebrazos en los descansabrazos de la silla.

Los descansabrazos son aditamentos de las sillas que desaprovechamos.

Son ideales cuando tienen altura ajustable que garantice dejar los antebrazos en posición horizontal con los codos descansados en el apoyo y flexionados a 90 grados.

Así las manos caen naturalmente sobre el teclado y Las muñecas pueden mantenerse horizontales para evitar el síndrome del túnel del carpo.

La columna lumbar descansa al no recibir ese 10% de peso corporal extra.

Las rodillas deben quedar cómodamente dobladas a 90 grados de tal suerte que los pies puedan plantarse bien en el piso.

TIP 24   La altura del asiento tiene que ser ajustable y suficiente

La altura del asiento tiene que ser ajustable y suficiente para que el tronco y los muslos hagan un ángulo de 90 grados. El muslo y las piernas también queden a 90 grados al igual que las piernas y los pies. Es importante que la corva (pliegue de flexión de las rodillas) quede por lo menos a un puño de la orilla del asiento para evitar que se corte la circulación de las piernas.

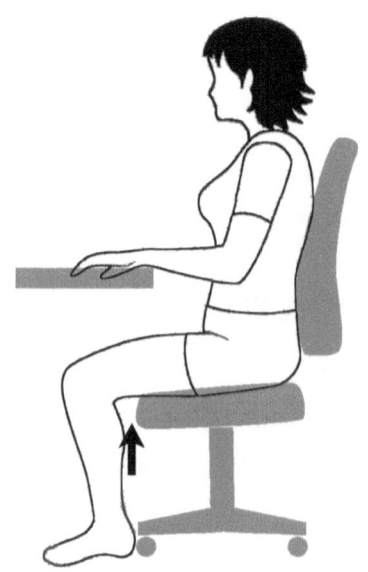

TIPO 25 Levántate de la silla con la fuerza de las piernas,

Es una costumbre inconsciente levantarnos de la silla echando el tronco hacia adelante como medio de impulso.

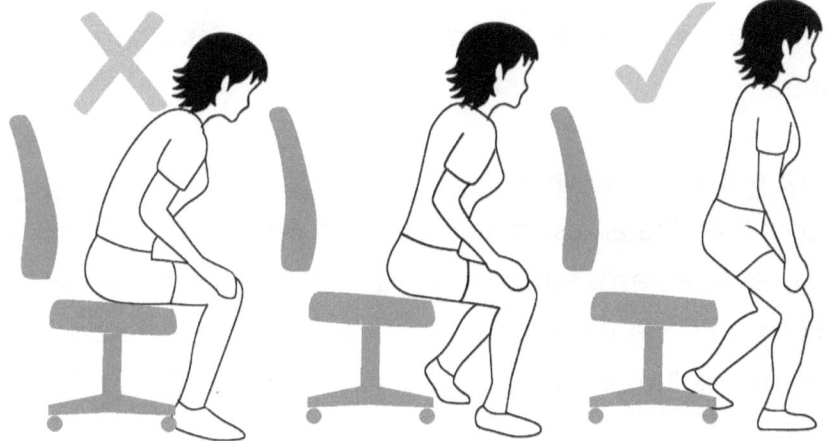

La manera ideal de hacerlo es acercarse a la orilla de la silla, colocar un pie delante y otro detrás levantándose con la fuerza de los muslos, sin doblar el tronco hacia adelante.

Es un poco difícil lograrlo pues estamos acostumbrados a usar el "vuelo" para impulsarnos al levantarnos de los asientos.

TIP 26 Evita estar sentado más de media hora de manera continua.

Programa la alarma de tu celular cada media hora para obligarte a levantarte de su escritorio y estirarte. De esta manera te darás cuenta de la cantidad de tiempo que suele estar en una posición estresante para la columna.

30 minutos

Existen en el mercado soportes de computadora que pueden variar de altura para trabajar a ratos de pie y a ratos sentado. No dudes en buscarlos.

Al levantarte cada media hora, párate de puntas, estírate elevando los brazos y camina unos pasos para disminuir el estrés en las últimas vértebras lumbares.

TIP 27   Busca opciones de sillas:

Puedes intercambiar diferentes modelos de sillas. Busca que tengan altura ajustable, descansabrazos también ajustable y que el largo del asiento permita circulación en la parte posterior de tus rodillas. El respaldo es ideal si tiene soporte lumbar que ayude a mantener la lordosis mientras estás sentado.

La silla de montar (saddle chair) ayuda a mantener una posición prácticamente de pie como si estuvieras montando un caballo. La posición de pie produce menor estrés a la columna lumbar que la posición sentada.

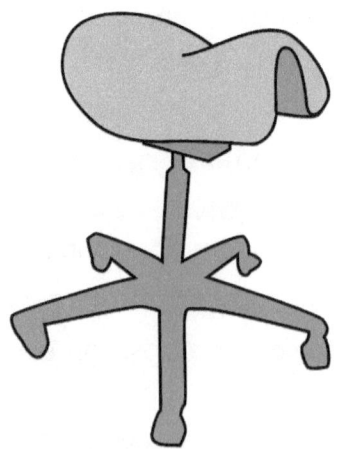
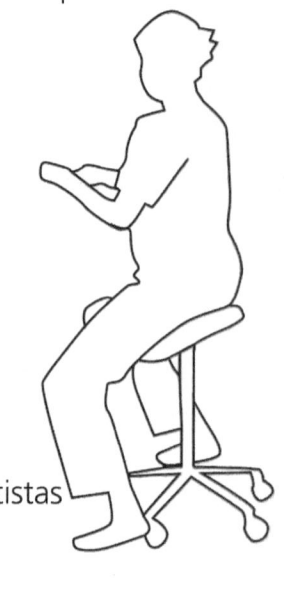
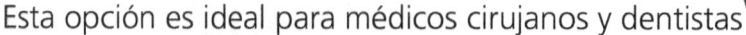

Esta opción es ideal para médicos cirujanos y dentistas

Sentarse sobre un balón apropiado a la estatura facilita movimientos suaves de la pelvis para variar su postura.

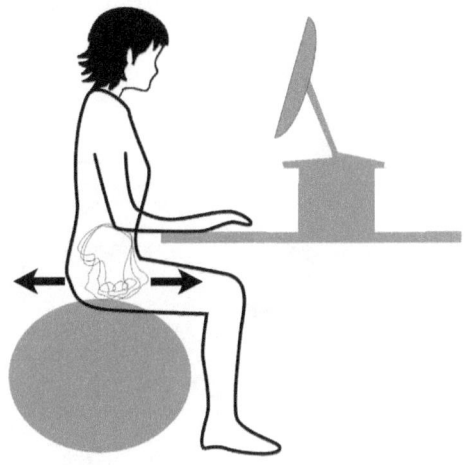

La silla de planos inclinados disminuye el estrés por compresión en las últimas vertebras lumbares distribuyendo la carga entre la pelvis y las rodillas.

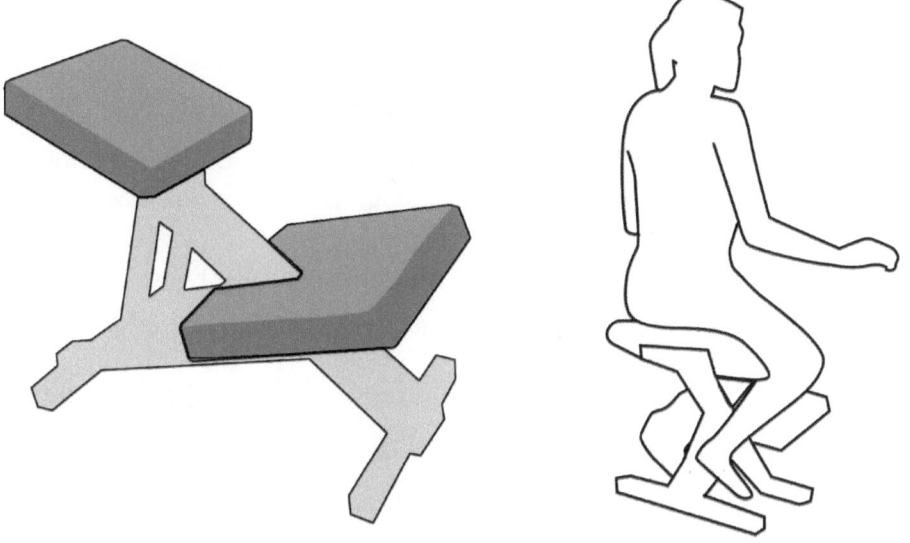

TIP 28 Saca la cartera de la bolsa trasera

Saca la cartera de la bolsa trasera del pantalón cuando te sientes. Un dato curioso pero no por eso menos frecuente, es el hecho de que la mayoría de los hombres portan su cartera en la bolsa trasera del pantalón.

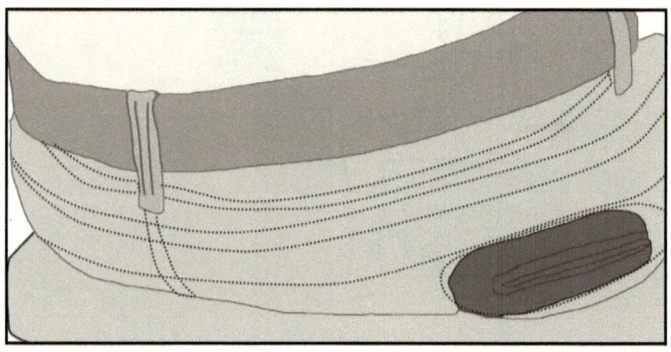

La posición de sentado sobre la cartera en uno de los lados provoca un desnivel pélvico difícilmente perceptible que, a la larga desalinea la columna hacia el lado contrario. Mientras más abultada la cartera mayor inclinación de la pelvis.

Además la cartera puede desnivelar la articulación de la cadera y provocar irritación y contractura del músculo piramidal lo cual simulará una afectación del nervio ciático de origen radicular.

El problema se agrava si se tiene que manejar varias horas o si es necesario mantener la postura sentada durante todo el día en la oficina.

Un buen consejo es sacar la cartera de la bolsa trasera antes de sentarte. Acostumbra a usarla en la bolsa delantera. Lleva solo el dinero y los documentos indispensables para que no se abulte.

SENTADOS ANTE EL VOLANTE

Las indicaciones para sentarse en una silla son útiles también frente al volante.

Al igual que con el uso de las computadoras, la posición sentado dentro de un automóvil tiene sus características ergonómicas a considerar. Pensamos que el hecho de sentirnos cómodos es suficiente pero no lo es.

Sentarse hasta el fondo garantiza una buena posición de la pelvis y hombros.

TIP29   Utiliza un soporte lumbar

Si el asiento de tu automóvil no tiene la opción de un soporte lumbar, compra y utiliza uno, ya que este aditamento mantiene la anteversión de la pelvis y con ello la curva lumbar (lordosis).

La inclinación del respaldo por lo menos a 100 grados garantiza que la espalda apoye en el respaldo y permita el contacto de los hombros.

TIP 30   Acerca el asiento hacia delante

Si eres de las personas que le gusta manejar casi acostado con las piernas y los brazos estirados tiene que saber que:

Las piernas extendidas no absorben el impacto de un choque el cual irá directamente a dislocar la cadera o fracturarla. Acerca el asiento hacia adelante de tal manera que al meter el embrague tu pierna izquierda no quede extendida sino semi flexionada. Esto te ayudará a amortiguar un choque de frente.

SENTADOS ANTE EL VOLANTE

TIP 31   Adelanta el respaldo y eleva el volante

Los codos extendidos tampoco absorberán el golpe por lo que la intensidad del choque irá directamente a luxar los hombros. Adelanta el respaldo y eleva el volante de tal manera que al extender los brazos, las muñecas queden a la altura de la parte superior del volante sin separar los hombros del respaldo. Si los hombros se separan es que el respaldo está muy atrás.

La altura de la parte superior del volante debe ir a la altura de la barbilla, ello garantiza la posición adecuada de los brazos, codos y hombros al girar el volante.

TIP 32   Usa el asiento lo más bajo posible

Si usas el asiento demasiado alto, en caso de una volcadura la cabeza estará más cerca del techo expuesta a golpes severos, pérdida del conocimiento y contusiones que pueden provocar la muerte instantánea.

La parte media del soporte de cabeza tiene que estar a la altura de los ojos. Este soporte no es para que recargues la cabeza durante el trayecto, sino para absorber el golpe y el " latigazo" en un choque de frente.

De hecho la cabeza tiene que quedar separada del soporte como 3 o 4 cm durante el trayecto.

¿Qué opinas de la posición del conductor en la siguiente imagen? Enumera lo que es correcto y lo que no lo es.

Cuidar tu postura en el volante puede salvar tu vida.

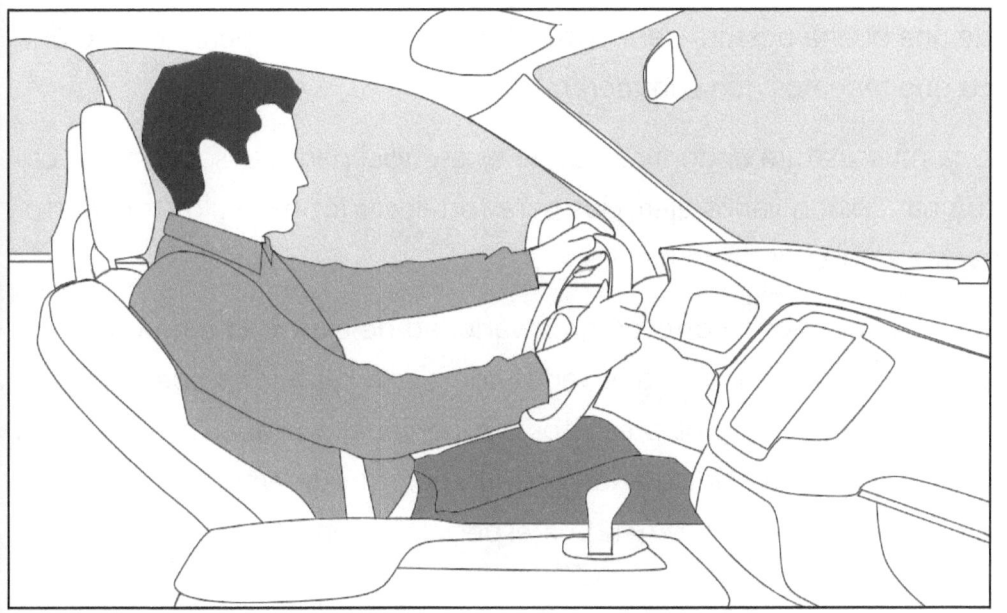

EJERCICIO Y PESO
. . . .

En los capítulos anteriores hemos visto 32 recomendaciones esenciales de una buena postura para evitar el dolor de espalda, pero no es lo único que tenemos que considerar.

Una musculatura abdominal fuerte es esencial para dar soporte a la columna. Existen varios ejercicios para fortalecer los músculos transverso, rectos y oblicuos abdominales.

En los gimnasios se ofrecen gran variedad de ejercicios para todo tipo de propósitos. Tenemos que verlos con cierta cautela ya que, en varias ocasiones los ejercicios prescritos por personal no capacitado provoca más estrés biomecánico a la zona lumbar, lo que empeorará el dolor que se pretende evitar. Acude a especialistas en Medicina de Rehabilitación

Por otro lado habrá que escoger una actividad física para realizar diariamente, que nos permita tener una buena condición muscular como nadar, caminar al aire libre, bailar, andar en bicicleta, pilates, yoga, artes marciales. Todas ellas promueven la salud musculo esquelética y previenen las lesiones.

El peso es otro factor importante para evitar el estrés biomecánico a la columna vertebral. Sin embargo rebasa los propósitos de este libro.

Si tienes dolor de espalda atribuible a las razones que hemos mencionado, estudia y practica lo que en este libro te recomendamos.

Si a pesar de todo requieres y decides ver a un médico recuerda que la revisión clínica es lo primero.

LA REVISIÓN CLÍNICA ES LO PRIMERO

Recibo varios pacientes en consulta que desean tomarse una radiografía como único medio de saber qué tienen. También esperan que le médico les indique una resonancia magnética para hacer un diagnóstico "más atinado".

Si bien estos recursos son útiles en algún momento, no lo son de primera intención y elevan el costo de manejo de forma innecesaria. En general la historia clínica y una buena exploración física define muy bien el problema.

El colegio americano de radiólogos publicó criterios de sobre exámenes radiológicos en lumbalgia simple y advierte que:

"La lumbalgia aguda no complicada o la radiculopatía son trastornos benignos autolimitados que no justifican ningún estudio radiológico por imagen"

Después de varios años de experiencia clínica y revisión de cientos de pacientes con estos problemas, me atrevo a decir que la mayoría de los dolores de espalda baja tiene su origen en lesiones de tejidos blandos debido a micro traumatismos que se han repetido a lo largo de los años por deficientes hábitos posturales. La suma de estos micro traumatismos (imperceptibles en un inicio) provoca un daño que desencadena dolor perceptible con el paso del tiempo.

Hay que aclarar que los tejidos blandos como ligamentos, tendones, cápsulas articulares y músculos no son visibles en las radiografías y son los tejidos que primero se dañan manifestando dolor.

LA REVISIÓN CLÍNICA ES LO PRIMERO

Es poco prudente comenzar el diagnóstico recurriendo a estos estudios al primer síntoma de dolor lumbar.

Es fundamental el análisis minucioso de la marcha, de la postura de pie, en posición sentada e incluso acostada; la búsqueda de reflejos de estiramiento y de alteraciones de la sensibilidad, así como un examen manual muscular para descartar problemas de índole más seria.

El análisis de la postura con fotografías de frente, de espaldas, de ambos lados en posición de pie y una lateral, en posición sentada, hace evidentes los defectos posturales a corregir y fundamenta visualmente las medidas que se vayan recomendando. Con estos datos se puede iniciar el tratamiento.

Solo en caso de que no se consiga el alivio esperado, buscaremos otros recursos de diagnóstico para aclarar el problema como las radiografías simples de columna cervical o lumbar, pero no antes.

Cabe mencionar también que la Resonancia Magnética es un estudio que se justifica cuando se está pensando en soluciones quirúrgicas. Dado su costo no es un recurso diagnóstico que deba considerarse en el primer abordaje.

Pero ¿Qué pasa si el dolor es crónico es decir de más de 3 meses de duración?

Es interesante también saber que existen sociedades médicas que han estudiado estos temas a profundidad. Por ejemplo la *American Pain Society* tiene directrices basadas en evidencia para pacientes con lumbalgia (dolor de espalda baja) crónica.

Estas directrices describen y fundamentan el empleo de pruebas diagnósticas, intervenciones quirúrgicas y rehabilitación

Las directrices para el tratamiento del dolor crónico no radicular de esta Asociación recomiendan el abordaje interdisciplinario:

"La rehabilitación interdisciplinaria que incluya los métodos cognitivos-conductuales en pacientes que no responden a las intervenciones habituales."

Es decir, se reconoce también la posible aportación del estrés psicológico en el origen de este padecimiento cuando se vuelve crónico.

Desde este punto de vista se abre un sin número de posibilidades terapéuticas que trataremos en otro volumen.

Si quieres aprender más, sigue leyendo

IMPORTANCIA DEL CENTRO DE GRAVEDAD

Pero, ¿qué es lo que hace que la columna se mantenga estable en esta posición vertical?

El centro de gravedad del cuerpo, en posición de pie, tendría que estar justo delante de la segunda vértebra sacra para lograr esta posición.

Esto quiere decir que, si estamos en perfecto equilibrio con el centro de gravedad en este lugar, el esqueleto nos mantiene de pie con poco esfuerzo de los músculos posteriores de la pantorrilla, glúteos y espalda.

Sin embargo las oscilaciones de este centro de gravedad durante una supuesta posición de pie estática, son imperceptibles aunque amplias y variadas si se usa una plataforma de fuerza para estudiarlas.

Durante la marcha, el balanceo de la pelvis provoca que el centro de gravedad suba y baje con el vaivén del caminar.

Pero, si nos inclinamos demasiado hacia adelante, el centro de gravedad se desplaza y nuestra postura se verá encorvada.

Puede notarse con facilidad en las personas que caminan llevando el tronco inclinado, como si tuvieran prisa. Ello implica que su centro de gravedad ha ascendido hasta las vértebras lumbares o torácicas.

En personas muy jorobadas el centro de gravedad puede encontrarse incluso en una parte anterior, ¡fuera del cuerpo!

PROBEMOS

Haz la prueba de percibir el centro de gravedad en la segunda vértebra sacra.

IMPORTANCIA DEL CENTRO DE GRAVEDAD

Prueba ahora:

- Ponte de pie.
- Percibe la simetría de ambas piernas y cómo descansa el peso de tu cuerpo de forma uniforme y distribuida en ellas.
- Percibe que tu centro de gravedad está delante de la segunda vértebra sacra. Ubícalo como a 5cm. debajo del ombligo y justo en el centro de la pelvis.
- Cierra los ojos y pon tu atención mental en el centro de la pelvis. Cuando así lo haces notarás que los hombros se acomodan naturalmente hacia atrás.

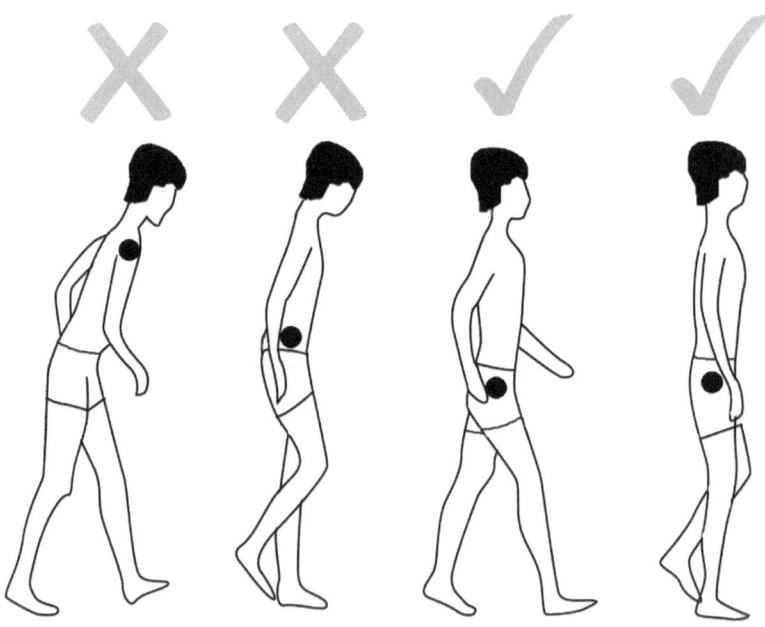

IMPORTANCIA DEL CENTRO DE GRAVEDAD

Este ejercicio de "percepción del centro" es más efectivo para conseguir una postura erguida que la indicación conocida de "párate derecho, echa los hombros hacia atrás". Los hombros se posicionan naturalmente hacia atrás cuando uno está plantado en su centro. Por eso el ejercicio es de ¨percepción del centro" no de pararse derecho... Quizás te suene raro pero es efectivo y no lo sabrás con certeza hasta que lo pruebes.

Nota como los hombros se acomodan naturalmente hacia atrás.

• Camina conservando esta imagen en tu mente:
Automáticamente tu postura de pie y al caminar, mejora.

Si la percepción que tienes no es simétrica, puedes requerir el uso de plantillas correctoras y ejercicios específicos. Busca un médico especialista en Medicina de Rehabilitación y solicita una revisión.

La modificación de las curvas de la columna en el plano sagital o la pérdida de la verticalidad en el plano coronal producen contracciones de los músculos que intentan recuperar el equilibrio. Si éste propósito no se logra, el músculo permanece contraído tratando de corregir las desviaciones vertebrales, sin lograrlo.

La capacidad de adaptación del cuerpo humano es tan grande que pasarás varios años con estas contracturas musculares sin darte cuenta hasta que la columna ya no soporte la tensión y *se quejará con dolor*.

BREVIARIO CULTURAL

El punto dibujado frente a la 2ª. Vertebra sacra es el centro de gravedad del cuerpo humano y base de su equilibrio cuando está de pie. Este lugar equivale al término Hara de los japoneses.

Hara en japonés es un término para ubicar no solo el vientre 5cm bajo el ombligo (traducción literal del japonés), sino también el centro del equilibrio físico y psicológico del individuo.

Karlfiel Graf Dürckheim (1896-1988) conocido funcionario nazi que transformó su vida al tener contacto con el misticismo japonés durante la 2ª guerra mundial, escribió el libro *"HARA centro vital del hombre"*.

En este libro, habla del término *hara no aru hito* como el hombre que tiene centro, que está siempre en perfecto equilibrio, que tiene algo de tranquilo y generoso. Acepta tranquilo la realidad sin turbar su serena disponibilidad, tiene gran flexibilidad que le permite adaptarse a cualquier situación con naturalidad y calma ejemplificando una amplia dimensión humana.

En cambio el término hara no nai hito expresa lo contrario: "el hombre que no tiene centro" aquel que pierde fácilmente el equilibrio, la verticalidad.

Es fácil comparar esta terminología con un hombre biomecánicamente equilibrado con el centro de gravedad delante de la 2ª. Vértebra sacra y un hombre desequilibrado biomecánicamente cuando este centro de gravedad se mueve hacia arriba o fuera del cuerpo

AUTO PERCEPCIÓN

Dicho todo lo anterior, debemos hacer notar que para guardar una buena postura necesitamos percibirla, o estar conscientes de ella.

Esto sin embargo es difícil pues adoptamos actitudes corporales poco conscientes. Posturas automáticas que dicen mucho de nuestro estado de ánimo y de la relación que tenemos con el entorno.

Es por esto que hay quien afirma que no existe una postura "normal", dado que cada quien adapta la propia y que, por lo tanto, hay tantas posturas "normales" como personas en el universo.

Sin embargo hay principios que no se pueden soslayar, como los de alineación y simetría. Estos garantizan que la postura provoque el menor estrés biomecánico posible.

El trabajo en los despachos y oficinas, que requiere de alta concentración mental, contribuye a que nos "olvidemos" de nuestro cuerpo y no seamos conscientes de las tensiones a las que sometemos los músculos, tendones y ligamentos con posturas viciosas.

Para mejorar la auto percepción y recuperar la alineación y la simetría corporal es recomendable seguir este sencillo procedimiento.

1. Recuéstate boca arriba en el piso sobre un pliego de papel suficientemente largo para dibujar el cuerpo.

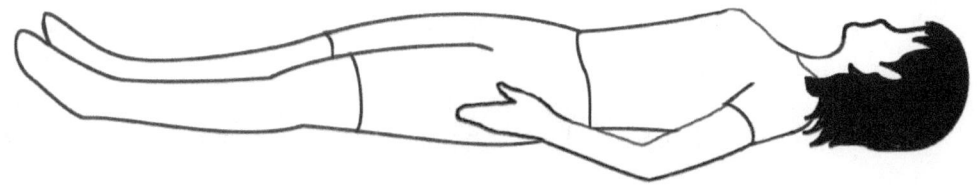

AUTO PERCEPCIÓN

2. Pide a otra persona que dibuje el contorno de tu cuerpo.

3. Percibe las partes de tu cuerpo que apoyan en el suelo, la simetría o asimetría de dichos apoyos, lo simétrico o asimétrico de la longitud de los pies, y la sensación de carga de peso en las diferentes zonas, etc.

4. Levántate y trata de *dibujar estas sensaciones* en el papel con diferentes trazos y colores. Quizá te suene raro "dibujar sensaciones" pero es un juego que ayuda a poner atención a lo que normalmente no percibimos

Este ejercicio refleja bastante bien las tensiones musculares que entran en juego en esta postura. Sin embargo, esto es solo el principio.

La auto percepción no es una tarea fácil. Dibujar las sensaciones en papel ayuda un poco a hacernos más conscientes de cómo funciona la musculatura y las tensiones a las que se ve sometida.

El siguiente paso es la percepción de la postura de pie.
Este ejercicio es más útil si se realiza frente a un espejo.

1. Ponte de pie y de espaldas a la pared en posición cómoda con los pies ligeramente separados. Recárgate hacia atrás.

2. Cierra los ojos

3. Percibe la alineación de su cabeza. ¿Está centrada? ¿Está inclinada o rotada a la derecha o izquierda?

4. Percibe la altura de ambos hombros. ¿Es simétrica? ¿Percibes un hombro más alto que otro?

5. ¿Cómo caen sus brazos a los lados del tronco? ¿Se separan de él?

¿Permanecen adosados al cuerpo? Las manos están giradas hacia adelante, o hacia atrás?

6. Ahora percibe si la pelvis está nivelada. Es decir: ¿Hay un lado que caiga hacia abajo? O ¿Ambos lados están parejos?

7. ¿Cómo se acomodan las rodillas? ¿Se juntan entre sí? ¿Se mantienen separadas, mirando al frente? o ¿Miran hacia afuera o hacia adentro?

8. ¿Cómo sientes el apoyo de los pies? ¿Descansan igual sobre el suelo? ¿Sientes que se apoyan hacia adentro o hacia afuera?

9. Abre ocasionalmente los ojos y corrige los segmentos del cuerpo que no veas simétricos y vuelve a cerrar los ojos para guardar en la memoria la sensación de simetría después de haberla visto y corregido.

Si quieres adquirir el hábito de la simetría y alineación corporal dedica unos minutos diarios a realizar este ejercicio de percepción.

BREVIARIO CULTURAL

Sócrates (470-399 A.C.) sabía de la importancia de la auto percepción no solo física sino fundamentalmente psicológica. En la antigua Atenas ya pregonaba por las calles: "Ocúpate de ti, ocúpate de ti. También preguntaba a sus estudiantes: ¿Te conoces a ti mismo?

Desde entonces,los filósofos hablaban de esta necesidad de auto percepción.

En la actualidad sigue siendo pertinente el dedicar tiempo al auto conocimiento psicológico y a la auto percepción física para conservar la salud.

ANATOMIA FUNCIONAL
• •

Es bueno saber que la columna está compuesta de:

      7   vértebras cervicales

    12   vértebras dorsales

      5   vértebras lumbares

      5   vértebras sacras fusionadas y

3 a 5   vértebras coxígeas

Cada una de ellas tiene forma y tamaño muy diferente, pues cumplen con funciones también diferentes. Así, la forma de las vértebras cervicales permite la amplia movilidad del cuello.

La forma de las dorsales les permite articularse a las costillas y esternón.

La forma de las vértebras lumbares es más robusta, dado que su función es la de soporte de peso. Y, por último, la unión de las vértebras sacras les permite formar una cavidad con la pelvis.

Toda esta columna está compuesta de 3 subsistemas que mantienen la estabilidad.

-El primer sistema es un sistema pasivo que son los ligamentos, tendones, discos intervertebrales y cápsulas articulares. Son estructuras fuertes y estáticas que unen huesos y articulaciones manteniéndolas estables. No participan en el movimiento de manera directa, pero sí lo guían e impiden que las articulaciones se desplacen más allá del rango normal.

Estos tejidos pueden perder su función al romperse, comprimirse o alargarse demasiado lo que provoca inestabilidad en la articulación aumentando la probabilidad de ulteriores lesiones.

Por otro lado, la función de los tendones es unir el músculo con el hueso. Los tendones trasmiten la tensión producida en los músculos al hueso y permiten el movimiento articulado de un segmento del cuerpo. El sobre estiramiento y lesión de ligamentos y tendones son frecuentes en practicantes de yoga, gimnastas y deportistas de alta resistencia. Estas lesiones se deben a la estructura misma de estos tejidos ya que no soportan alargamientos excesivos.

-El segundo sistema es un sistema activo o dinámico que son los músculos. Al contraerse y estirarse, producen el movimiento. Al verse sobrepasados en su longitud, pueden desgarrarse o romperse, provocando sangrado, dolor e incapacidad funcional.

-El tercer sistema es el sistema nervioso central que organiza, controla y comanda el movimiento. El sistema nervioso recibe todas las percepciones externas del medio ambiente y las internas del organismo que pudieran provocar pérdida de la estabilidad. Con esta información envía órdenes a los músculos para mantener el equilibrio de toda la estructura o responder a los estímulos externos.

Cualquier lesión en algún sistema, por pequeña que sea, provocará inestabilidad leve o grave en la columna y estrés mecánico en los tejidos blandos adyacentes así como desbalance de los otros dos sistemas.

Las lesiones pequeñas pero repetitivas son la base del dolor de espalda que se presenta "por sorpresa" y "sin causa aparente".

De modo que, no sólo las vértebras, sino que también los músculos, ligamentos, cápsulas articulares y tendones cumplen, junto con e sistema nervioso, una función primordial en mantener la postura corporal.

DISCOS INTERVERTEBRALES

Los discos intervertebrales también son estructuras pasivas que sirven como amortiguadores a toda la columna. Son cartilaginosos y tienen un núcleo pulposo en el centro.

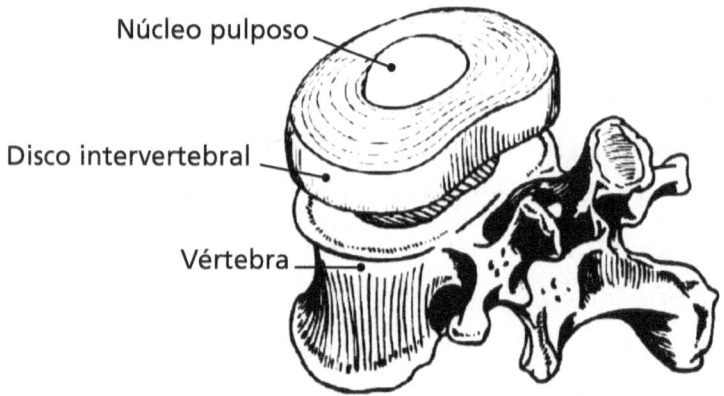

A diferencia del disco intervertebral, que no se mueve, el núcleo pulposo tiene cierta libertad de movimiento dentro del disco intervertebral. Este movimiento está limitado por el anillo fibroso de la periferia del disco.

Cuando nos inclinamos hacia adelante el núcleo pulposo se desplaza hacia atrás.

La frecuente posición forzada hacia adelante, que utilizamos en la mayoría de las actividades de la vida diaria, puede llegar a romper el anillo fibroso.

Cuando extendemos la columna hacia atrás, el núcleo pulposo se desliza hacia adelante, liberando de presión al anillo fibroso que lo rodea.

Las posturas viciosas adoptadas durante toda la vida afectan tarde o temprano todas estas estructuras. Las rupturas, desgarres, hernias o extrusiones del disco pueden presionar las raíces nerviosas que van a los brazos o a las piernas (dolor ciático).

Es por ello que una de las mejores recomendaciones preventivas es hacer 10 extensiones de columna lumbar al final del día y antes de irse a dormir.

EL TÓRAX Y LA RESPIRACIÓN

En la siguiente radiografía podemos ver las vértebras dorsales. Estas vértebras tienen características que les permiten articularse con las costillas para formar el tórax.

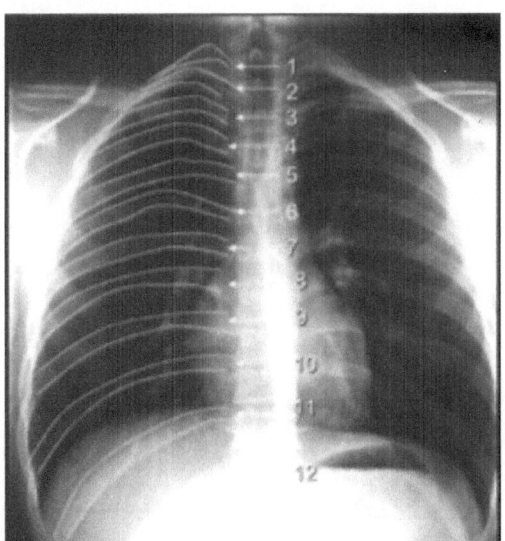

Las vértebras dorsales tienen menos movilidad, pues las costillas la limitan. Estas vértebras, junto con las costillas y el esternón, forman la caja torácica, que protege los órganos vitales como el corazón, los pulmones, riñones, hígado y los grandes vasos sanguíneos.

Una buena postura permitirá el correcto funcionamiento de las vértebras dorsales y de la caja torácica. Esto a su vez, dará mayor espacio a los pulmones.

La estructura erguida del tórax permite la movilidad amplia del diafragma; el músculo en forma de cúpula que divide el tórax del abdomen.

El diafragma tiene un amplio desplazamiento hacia abajo con cada inspiración, lo que permite que los pulmones se expandan a su máxima capacidad y que, por lo tanto, cumplan su función de forma eficiente.

Una postura jorobada disminuirá considerablemente las dimensiones de la caja torácica y la capacidad de desplazamiento del diafragma; lo cual obliga a los pulmones a encogerse. De esta manera, no podrán oxigenar debidamente la sangre.

Esta condición puede ser tan grave en los niños que limitará su crecimiento. En los adultos dificultará la oxigenación cerebral disminuyendo la esperanza de vida.

SACRO Y PELVIS

Las vértebras sacras están fusionadas entre sí, y la estructura que forman es el sacro.

La unión entre la quinta vértebra lumbar y la primera sacra es, como ya hemos mencionado, el lugar de mayor estrés mecánico en las actividades que implican flexiones hacia adelante.

El hueso sacro, a su vez está articulado con los huesos ilíacos para formar la pelvis con una articulación sacro-ilíaca por detrás.

Los huesos ilíacos se articulan entre sí por delante formando el pubis.

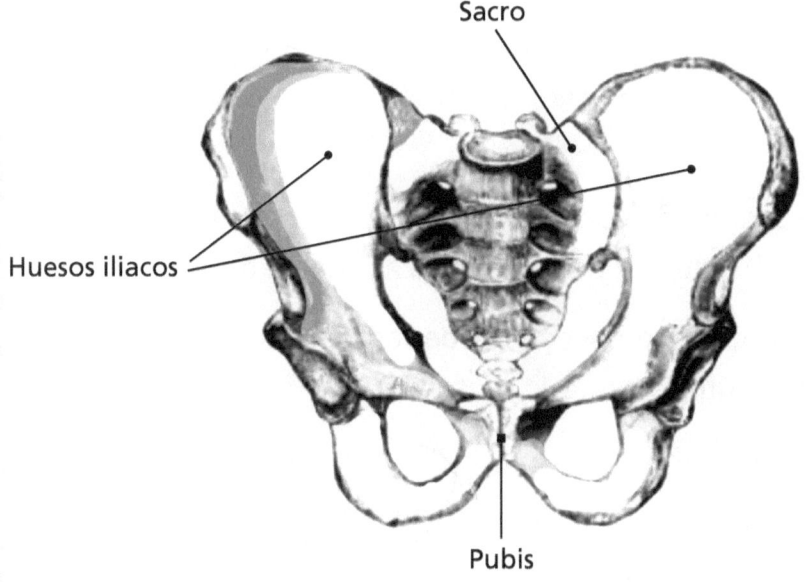

Estas dos articulaciones son semi móviles y, durante el embarazo, se "abren" para aumentar la capacidad de la cavidad pélvica y facilitar el proceso del parto.

En cuanto a la forma de la pelvis; la femenina es más ancha y menos alta. Mientras que la pelvis masculina es más alta y menos ancha.

Estas características son útiles para determinar el sexo de una persona en los estudios de la medicina forense.

La pelvis en su conjunto tiene movimientos de ante versión (hacia adelante) y de retroversión (hacia atrás) en relación a la columna lumbar. Una discreta ante versión origina la curva lumbar que da estabilidad para la carga.

COXIS
• •

Las vértebras coxígeas son vestigios evolutivos de una cola y como tales, carecen de una función específica para la postura vertical del cuerpo humano en la actualidad. Podemos, por lo tanto, prescindir completamente de ellas.

Las caídas "de sentón" pueden provocar luxaciones en el coxis, sin que ello traiga consigo alguna repercusión más allá de un dolor pasajero.

Estas vértebras luxadas se pueden quedar así o, si siguen produciendo dolor, retirarse quirúrgicamente.

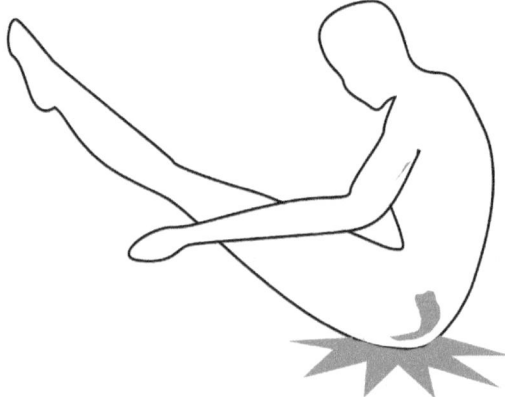

EL CONJUNTO
• •

El grado de movilidad de la columna se mide en grados y toda la columna actúa como un conjunto. Por lo tanto, el movimiento desigual de una parte de ella tendrá repercusiones en toda su forma.

Al hacer el análisis cinemático rutinario de Medicina de Rehabilitación, sabremos qué tan limitado está su movimiento.

Parte del cuidado personal es evitar que disminuya la movilidad de la columna a través del tiempo y conforme aumenta la edad.

Mantener la columna flexible y con movilidad completa es nuestra responsabilidad. Un sinnúmero de problemas que surgen en la tercera edad se evitarían si nos concentráramos en mantenernos activos y flexibles físicamente.

A lo largo de años de práctica médica nos hemos percatado de las enormes limitaciones articulares que tiene las personas mayores y que pudieron haberse evitado si hubieran tenido una rutina de movilizaciones diaria desde su juventud.

En las personas con discapacidades más severas como la artritis reumatoide, las parálisis espásticas o las parálisis flácidas por lesiones medulares o esclerosis múltiple, el mantenimiento de la flexibilidad de la columna y la correcta posición en los asientos, es parte importante de la rehabilitación ya que evita mayores complicaciones.

La prevención de las limitaciones articulares debe ocupar un lugar importante en los programas que los médicos de rehabilitación prescriben, y es responsabilidad del terapeuta físico implementarlas de manera adecuada para cada paciente según su edad.

EQUILIBRIO POSTURAL

Cada porción de la columna tiene una curva específica que se compensa con las demás para dar la estabilidad que el cuerpo necesita en posición vertical.

EQUILIBRIO POSTURAL

Si vemos la columna de lado (en el plano sagital) encontramos que:

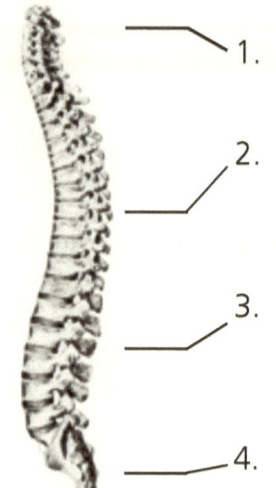

1. La columna cervical tiene una curva de concavidad posterior, llamada lordosis cervical.

2. La columna dorsal tiene una curva de convexidad posterior que da la forma redondeada al tórax y compensa la concavidad de la columna cervical.

3. La columna lumbar tiene una curva de concavidad posterior, llamada lordosis lumbar, para compensar la convexidad de la columna dorsal.

4. El sacro compensa a la columna lumbar con una convexidad posterior.

Las compensaciones dadas entre estas curvas mantienen equilibrada y sana a la columna, ya que sólo de esta manera puede soportar las enormes cargas a las que está expuesta durante las actividades cotidianas y a lo largo de la vida.

La buena postura implica el mantenimiento flexible de estas curvas descritas en el plano sagital y de la alineación, en el plano coronal.

Estas curvas pueden estar aumentadas o disminuidas por causas traumáticas, congénitas, genéticas, por enfermedades adquiridas o defectos posturales.

Si vemos la columna por delante y por detrás (pág. siguiente), en condiciones normales, encontramos que forma una línea recta vertical.

Por detrás se ven las apófisis espinosas que son palpables a lo largo de toda la espalda y por delante vemos los cuerpos vertebrales con sus discos entre cada dos vértebras.

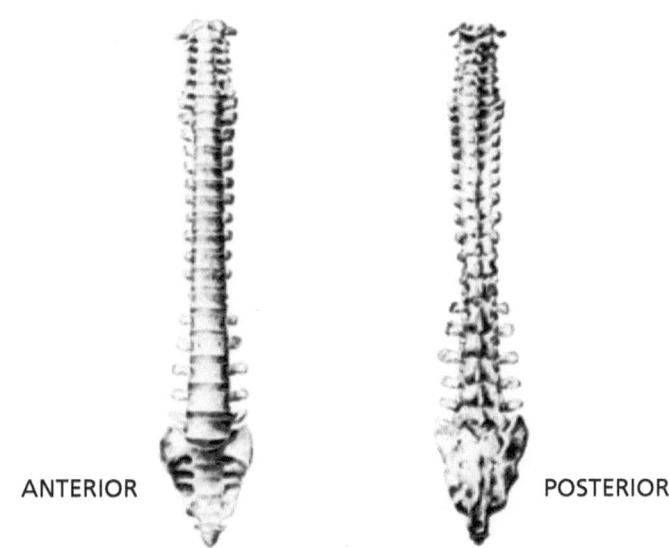

ANTERIOR   POSTERIOR

Cualquier desviación en este plano coronal se llama escoliosis.

Estas requieren valoración y tratamiento fisiátrico y, posiblemente según la gravedad de la desviación, ortopédico.

Es necesario, entonces, la consulta con un fisiatra médico rehabilitador que aclare el problema.

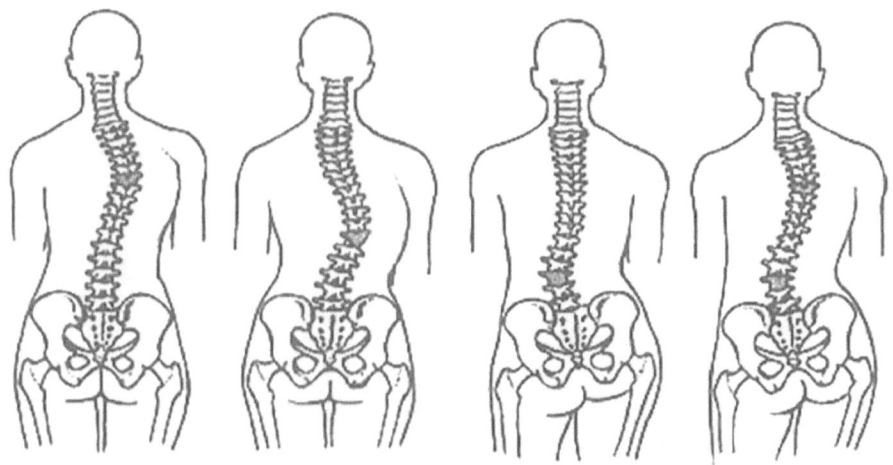

Si eres profesional de la salud

Esta es una guía práctica para quien quiere evitar y eliminar el dolor de espalda. Es, por lo tanto, un texto corto pero no por ello de poca importancia.

Hemos realizado revisiones de la literatura actual acerca del tema incluyendo conceptos de Robin McKenzie, Stephen May, Vladimir Janda, Steven Weiniger, Craig Liebenson, Brugger A. Lehrbuch, Panjabi M. y muchos más.

Si estás en el área Medicina del Trabajo o eres Médico de Rehabilitación o Fisioterapeuta, este libro es el complemento ideal para tus pacientes. Puedes recomendarlo o incluirlo en el precio de la consulta o terapia.

Si estás en el área de Recursos Humanos, la inclusión de este manual u otros cursos disponibles en PILERITE, agregará la percepción de valor a las prestaciones laborales que otorga tu empresa. Ello redundará en beneficio para ambas partes.

Este manual basado en información médica actualizada y fiable, permitirá a tus pacientes practicar con confianza en casa lo que llamamos "higiene de columna". Personalmente prefiero llamarlo "cuidado de la columna".

Es posible que con el paso del tiempo, las nuevas investigaciones den luz sobre otros aspectos no considerados aquí. Por lo tanto, estamos conscientes de que las actualizaciones son importantes para mantener este texto vigente. Haremos lo posible por llevarlas a cabo en tiempo y forma.

Para mayor profundidad en el tema te invitamos a suscribirte al blog:
http://pilerite.com

ALGUNOS DATOS ESTADISTICOS

En estos tiempos, en los que el sedentarismo prevalece sobre la actividad física, los cuadros de dolor de espalda baja (llamados lumbalgias) son más frecuentes y también son la principal causa de ausentismo laboral en adultos jóvenes. Las pérdidas de las, así llamadas horas/hombre, ocasionadas por esta razón, son millonarias para las instituciones públicas y privadas.

La Organización Mundial de la Salud describe al dolor de espalda como un verdadero problema de salud pública, ya que es la primera causa de discapacidad en personas jóvenes y su prevalencia está aumentando rápidamente.

Hace tan sólo una década este problema generaba pérdidas por 85 billones de dólares al año en los Estados Unidos y 6 billones de euros anuales en el Reino Unido. En Suecia donde la población es de apenas 4.5 millones de habitantes, el número de días de trabajo perdidos relacionados con dolor de espalda aumento de 7 a 28 millones en solo 7 años.

Se calcula que el 70 % de quienes sufren dolor de espalda por primera vez logran recuperarse en el lapso de un mes, el resto se recupera poco a poco en los siguientes meses y el 4% queda con dolor después de 6 meses. De las personas que quedan con dolor crónico, solo 50% de ellas regresa al trabajo y el resto ya no lo hace.

LA CARGA PARA EL SECTOR SALUD

En los Estados Unidos, el dolor de espalda es la segunda causa de búsqueda de consulta médica. El 85% de la población de ese país ha padecido dolor de espalda por lo menos una vez en su vida.

Claramente este problema crea una enorme demanda de servicios médicos.

Ahora bien, los tratamientos que se dan en las instituciones de salud son muy variados en distintos países. Incluyen medicamentos, consejos sobre ergonomía, prescripción de reposo, calor local, cremas, fajas y ejercicios.

El abordaje del problema por medio de cirugía también se tiene que mencionar.

El riesgo de cirugía de columna varía de un continente a otro.

Un estudio (Deyo et al, 1992) revela que el número de cirugías de columna que se realizan en países industrializados es directamente proporcional al número de cirujanos de columna que hay en la región.

En los países en vías de desarrollo, el acceso a especialistas de ortopedia quirúrgica, medicina de rehabilitación y terapia física es limitado y no hay datos estadísticos confiables disponibles.

Por lo tanto un buen número de pacientes que padecen dolor de espalda no reciben tratamiento ni consejos de fisioterapia o prevención adecuados, teniendo que llegar al extremo de la solución quirúrgica cuando se pudo haber evitado.

Este problema causa un enorme sufrimiento humano, y los costos para la sociedad, el sector salud y la pérdida de la productividad pueden afectar la economía de varias naciones.

La Organización Mundial de la Salud (OMS) está planeando una estra-

ALGUNOS DATOS ESTADISTICOS

tegia global de prevención y control de enfermedades no trasmisibles incluyendo los problemas de dolor de espalda.

Una de las dificultades que tiene la OMS es implementar encuestas para estudios multi-céntricos que sean válidos para todo el mundo. Quizá no consiga hacer ninguna encuesta válida para tantas personas con oficios y servicios de salud en países tan diversos.

Lo más probable es que tenga que armar encuestas diferenciadas para cada país ya que, para los pacientes de países más pobres acostumbrados a los trabajos pesados y rudos, las preguntas que se hacen en Europa sobre el tema pueden ser completamente irrelevantes.

En cualquier caso, dejemos este asunto a la OMS.

Mientras tanto, aquí hablamos de lo que sí podemos hacer como profesionistas o como individuos; independientemente de lo que las empresas e instituciones de salud públicas y privadas hagan o dejen de hacer.

Quien está afectado por este padecimiento tiene un dolor que implica sufrimiento y debe encontrar la manera de evitarlo y nosotros como profesionistas, de tratarlo con abordajes que den soluciones a largo plazo.

El dolor de espalda es un problema universalmente reconocido que da a la vez oportunidad de trabajo para toda la vida.

BIBLIOGRAFIA

• McKenzie, R., & May, S. (2003). The lumbar spine: mechanical diagnosis and therapy (Vol. 1). Orthopedic Physical Therapy.

• George E. Ehrlich; N. G. Khaltaev, (1999). Low back pain initiative. World Health Organization: Department of Noncommunicable Disease Management.

• Weiniger, S. North, R., (2011). Posture pictures. Georgia, USA: Bodyzone Press.

• Liebenson C., (2007). Rehabilitation of spine (Segunda edición), Philadelphia: Lippincott Williams & Wilkins

• Deyo R.A., Cherkin D.C., Loeser J.D. et al. (1992). "Morbidity and mortality in association with operations on upper spine: the influence of age, diagnosis and procedure", en: Journal of bone and Joint Surgery. Núm: 74A. Págs. 536-543.

• Hall S.J. (2006) Basic biomechanics. (Fifth edition).New York: McGraw-Hill

• Nordin M., Frankel V. (2001). Basic biomechanics of the musculoskeletal system. (Third edition). Baltimore: Lippincott Williams & Wilkins.

• Bahr R, Shimer A, Onate J, Kaminski TW. (2015) Injury prevention, In: Miller MD, Thompson SR, eds. Delee and Drez's Orthopedic Sport Medicine. 4th ed. Philadelphia, PA: Elsevier Saunders: chap 41.

• Lemmon R, Leonard J, (2016) Neck and back pain. In: Rkel RE, Rakel D,eds. Texbook of family Medicine. 9th ed. Philadelphia, PA:Elsevier Saunders:chap 41.

• "Dolor lumbar", NINDS. Septiembre 2015.

• Publicación de NIH15-5161 Office of Communications and Public Liaison National Institute of Neurological Disorders and Stroke National Institutes of Health Bethesda, MD 20892.

• Chuter V, Spink M, Searle A, Ho A.(2014) The effectiveness of shoe insoles for the prevention and treatment of low back pain: a systematic review and meta-analysis of randomised controlled trials. BMC Musculoskelet Disord. 2014 Apr 29;15:140. doi: 10.1186/1471-2474-15-140.

• Menz HB, Dufour AB, Riskowski JL, Hillstrom HJ, Hannan MT. (2013) Foot posture, foot function and low back pain: the Framingham Foot Study. Rheumatology (Oxford). 2013 Dec; 52(12):227582.doi:10.1093/rheumatology/ket 298.

• Cambron JA, Duarte M, Dexheimer J, Solecki T. (2011) Shoe orthotics for the treatment of chronic low back pain: a randomized controlled pilot study. J Manipulative Phys Ther; 34 (4):254-260.

• Castro-Mendez A, Munuera PV, Albomoz-Cabello M. (2013) The short-term effect of custom-made foot orthoses in subjects with excessive foot pronation and lower

BIBLIOGRAFIA

back pain: a randomized, double-blinded, clinical trial. Prothet Orthot Int; 37 (5):384-90.

- Mechanical back pain workup.
  http://emedicine.medscape.com/article/822462-workup#showall.
  Recuperado: 2 octubre 2016

- Mechanical back pain, treatment, management
  http://emedicine.medscape.com/article/822462-treatment
  Recuperado: 2 octubre 2016

- Back pain
  http://www.rheumatology.org/I-Am-A/Patient-Caregiver/Diseases-Conditions/Living-Well-with-Rheumatic-Disease/Back-Pain.pdf
  Recuperado: 29 junio 2016.

- Dolor de espalda
  http://espanol.arthritis.org/espanol/disease-center/dolor-de-espalda/
  Recuperado: 29 junio 2016

- Ten tips for improving posture and ergonomics
  http://www.spine-health.com/wellness/ergonomics/ten-tips-improving-posture-and-ergonomics
  Recuperado: 12 de agosto 2016

- Posición ideal al volante Fun Motor House
  https://www.youtube.com/watch?v=CtPGVzyQl0M
  Recuperado: octubre 2016

- Esther Rebato profesora de antropología física
  http://www.euskonews.com/0636zbk/elkar_es.html
  Recuperado 12 de octubre del 2016

Visita:

http://pilerite.com/ergonomia-y-telefonos

http://pilerite.com/ergonomia-y-laptop

http://pilerite.com/producto/silla-ergonomica-planos-inclinados

http://pilerite.com/postura-al-volante

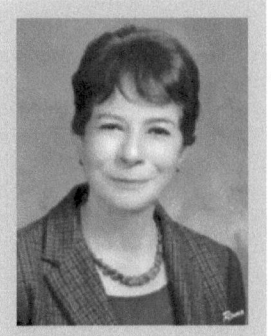

SOBRE LA AUTORA

Dolores Vicencio es médica cirujana egresada de la Universidad Nacional Autónoma de México (UNAM), con especialidad en Medicina de Rehabilitación en el Instituto Nacional de Rehabilitación, avalada por la UNAM.

Está certificada por el Consejo Mexicano de Medicina de Rehabilitación, que le otorga el reconocimiento de idoneidad del Comité Normativo Nacional y del Consejo de Especialidades Médicas de la Academia Nacional de Medicina y la Academia Mexicana de Cirugía.

Tiene estudios en el Instituto de Biomecánica de Valencia, España y en The McKenzie Institute, San Diego CA, E.U.A. Es Capacitadora Externa de la Secretaría del Trabajo y Previsión Social en los temas de Desarrollo Psicomotor y Biomecánica Aplicada.

Vive actualmente en México. Ha sido docente universitaria y ejerce en el ámbito privado.

Después de rehabilitar a cientos de personas con dolor de espalda, ha logrado resumir su experiencia en palabras sencillas para dar consejos prácticos y útiles en este volumen. Sitios en internet:

Información para pacientes   http://doloresvicencio.com
                                  http://dolordespalda.com

Información para profesionales   http://pilerite.com